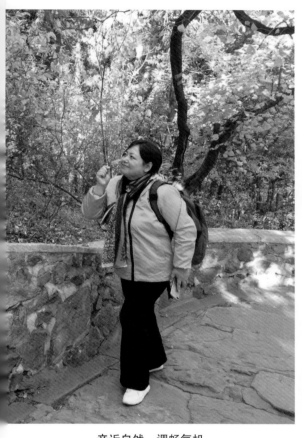

亲近自然，调畅气机

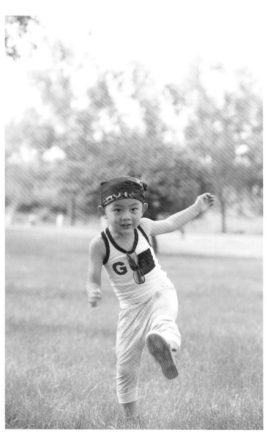

借天地之气，养孩子生机

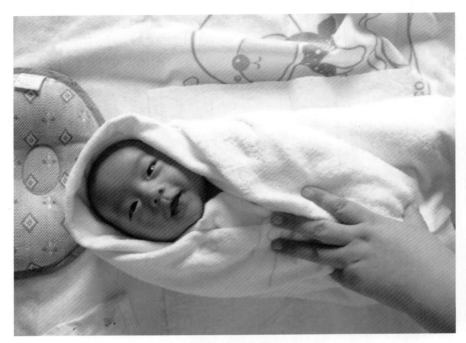

牛牛的健康出生是我守"规矩"的有效见证

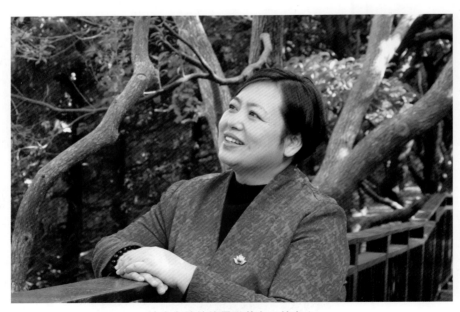

让大自然的能量滋养自己的身心

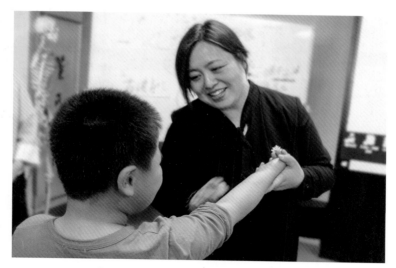

每一位妈妈都可以做孩子的"手"护神

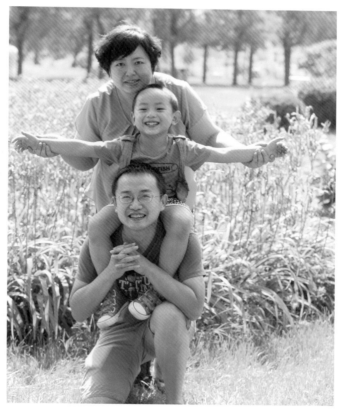

父母的身心状态影响孩子的精、气、神

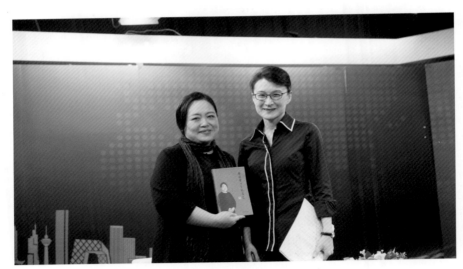

牛妈和央视主持人董倩老师

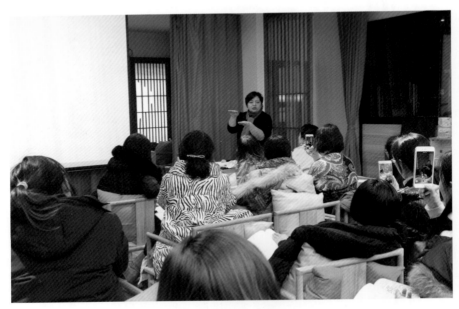

学习中医不难，难在"相信"两个字

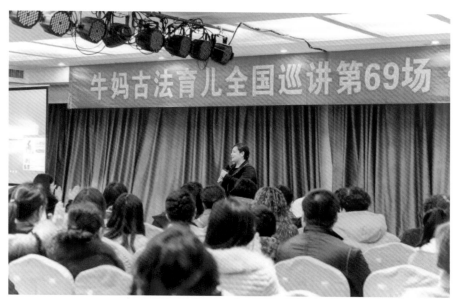

无论是疾病的预防还是应对，最关键还是日常的正确养护

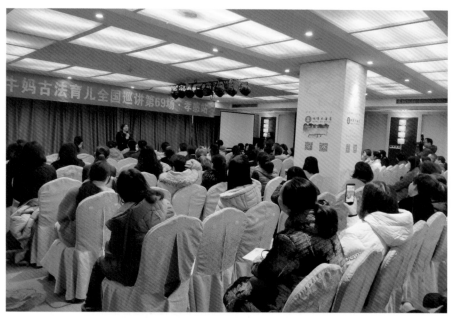

我们应该用七分的力气去了解清楚，知道有所不为

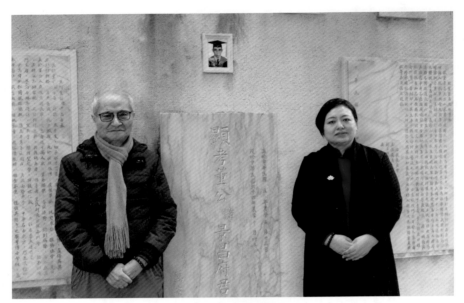

与恩师一起祭拜董公

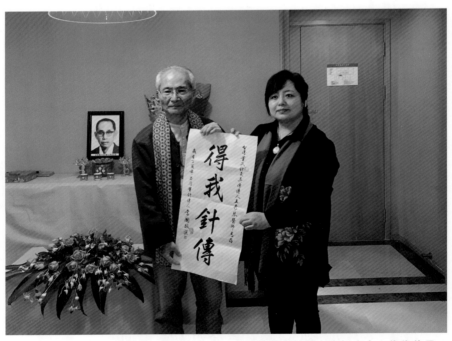

愿与有缘人一起，将易学、易用、安全、有效的董氏特效穴发扬光大，代代传承

牛妈古法育儿启蒙
——孕育小妙招

　　以下穴位均出自《图解董氏特效穴》，这套穴位由山东平度县人董公景昌先生所创，后经四十多万人次的病例验证后整理出来，内容博大精深，以下穴位可帮助大家缓解孕育过程中可能会遇到的一些问题。穴位可针、可灸、可揉、可贴（磁珠等穴位贴），如果按揉的话，每个穴位通常需要按100-300次，这些穴位大多位于四肢，非常安全，而且有效。

脾胃是后天之本，气血生化之源，孩子很多问题都和脾胃有关系，建议常按揉健脾穴、四花穴，以强健孩子的脾胃功能，大人亦可应用。

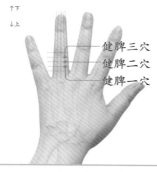

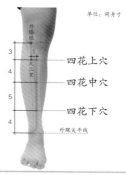

木穴被称为小绵羊穴，在调节情绪方面效果非常明显。

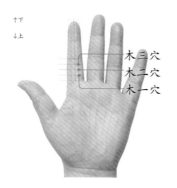

中下白穴不仅可以减少产时的腰疼，对于平时腰部不适亦可应用。

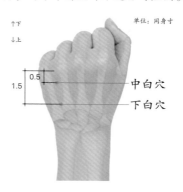

灵骨穴是调理身体的要穴，和火主、火硬穴等穴位配合可开骨缝，助生产（孕妇禁按）；灵骨穴和木穴配合可以预防和调理感冒。

单位：同身寸

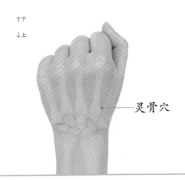

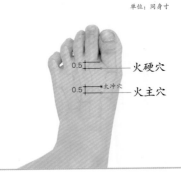

手解穴又号称解一切不爽穴，对于晕、麻、胀、痛都有很好的缓解作用。

胆穴可应用小儿惊吓、黄疸等，具有镇静、理气、止痛的效果。

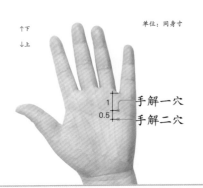

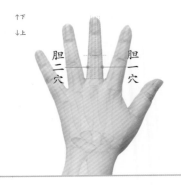

重子、重仙穴是应对咳嗽、支气管炎、肺炎、哮喘等肺系疾病的要穴。

火星上下穴应对打嗝效果奇佳。

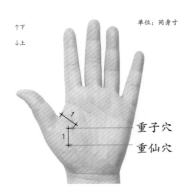

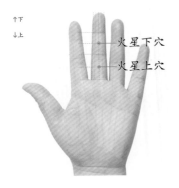

牛妈
古法育儿启蒙

快乐牛妈　著

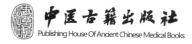

中医古籍出版社
Publishing House Of Ancient Chinese Medical Books

图书在版编目（CIP）数据

牛妈古法育儿启蒙 / 快乐牛妈著 . —— 北京：中医古籍出版社，2018.12
ISBN 978-7-5152-1850-2

Ⅰ . ①牛⋯　Ⅱ . ①快⋯　Ⅲ . ①婴幼儿 - 卫生保健　Ⅳ . ① R174

中国版本图书馆 CIP 数据核字（2018）第 271987 号

牛妈古法育儿启蒙

快乐牛妈　著

责任编辑　孙志波
出版发行　中医古籍出版社
社　　址　北京东直门内南小街 16 号（100700）
经　　销　全国各地新华书店
印　　刷　北京华创印务有限公司
开　　本　787mm×960mm　1/16
印　　张　17（含彩插 0.5）
字　　数　180 千
版　　次　2019 年 5 月第 1 版　2019 年 5 月第 1 次印刷
书　　号　ISBN 978-7-5152-1850-2
定　　价　88.00 元

一位妈妈对于生命、疾病、养育的感悟

我只是一位普通妈妈

但我相信，我所秉承的经典中医理论和民间传承而来的实用中医技艺

以及数万名妈妈的育儿经验，将会帮助到更多的家庭少走弯路

愿我们共同传承古法育儿这一亘古不变的智慧

推荐序一

林 杰

我常说"疾病是上天给我们的礼物",这在牛妈的经历中得到了很好的印证。我相信如果没有那一次病痛的折磨,她不一定有机缘和信心去学习中医,去停下来看到自己生活中存在的错误模式,改变自己的生命状态,并将自己的经验感悟通过书籍、课程等方式传播给更多的家长。

在中医眼里,其实没有"病"这个概念,有的只是每个人身体内部存在的各种不和谐或者不平衡。而在调整这个不平衡的过程中,医生是一个助手,不是一个决定者。最大的影响因素是我们心智模式和生活方式,也就是我们自己的思想和行为。

因为中医首先是一种心智模式,就是我们怎么看待这个宇宙、这个世界,怎么看待人生。当我们的心智模式改变,心态就会发生很大的改变,很多精神、思想方面引起的病就不见了。其次是生活方式,大部分形体方面的病都是不良的生活方式造成的。再次是医疗模式,属于扶偏救弊,亡羊补牢,是为了补充前两者的不足而存在的。

如果有良好的心智模式和生活方式作为基础,医疗模式就变得很轻松。而对于尚缺乏自主能力的孩子来说,父母的引导和日常养护就显得尤为重要,家长尤其是妈妈,才是孩子最好的医生。书中提到很多家庭自从接触了古法育儿理念，从家庭氛围、养育方式去反思和改变后，孩子很少生病的原因也在此。

《牛妈古法育儿启蒙》结合牛妈个人的经历感悟，以及她所服务过的妈妈们的养育案例，跳出了疾病的框架，能够以"气"入手，从备孕、怀孕、生产乃至育儿的整个过程，去梳理上百本老祖宗留下来的智慧宝藏，这非常难得。

现代的家长不缺知识，缺的是对信息取舍的智慧。如果不从理念处了解，很难知道自己所获取的方法是否适合自己的孩子。此外，一本书如果仅仅是在谈用什么方法治什么病，这样的书我不建议作为家长的阅读首选。因为我们如果缺乏对人以及病的理解和洞察，很容易将书中的方法生搬硬套用在孩子身上，而导致"爱之愈勤，害之愈急"，这也是为什么在今天，病种反而越来越多，小儿越来越难养的原因之一。

中医讲"百病生于气"。养育孩子，我们更需要关注的是气的来源以及升降出入，如何有效合理的补充，并减少不必要的损耗。如何养出一个正气满满的孩子，建议每一位家长读一读此书。只要明白了其中的古法育儿之"道"，自然就会明了孩子在不同情境下的处理方式，至少能够达到少走弯路，不去伤害到孩子的身体。

林杰

2019. 4. 19

推荐序二

罗大伦

得知《牛妈古法育儿启蒙》一书即将出版，甚为欣慰和赞叹。

作为一名中医，我为什么现在很少给人看病而把精力放在中医文化和理念的传播上，因为接触的病人越多，越发感受到，我们的病大多因错误的生活方式或心灵失调引起。孩子的健康问题更是如此，与家长的育儿理念息息相关。

现在的孩子，虽然比过去享有更先进的医疗条件和更优越的物质生活，但阳气十足、纯净灵动的反而很少见到。越来越多的孩子小脸黄黄，而且小小年纪就有眼袋；嘴里有口气，睡眠不安；鼻梁、嘴角有青筋；长期腹泻，或者长期便秘；胆小、脾气急、多动；动不动就感冒、咳嗽，还有鼻炎、扁桃体、腺体样肥大、哮喘、自闭症、抽动症。

很多家长，也处于迷茫和焦虑中，因为孩子感冒、咳嗽，于是赶快去医院，到处求访名医，吃了很多药，见效很慢（因为孩子的正气不足），然后经过漫长的治疗，终于有些恢复了，结果，天气突变，孩子又开始病了，家长几乎崩溃……看着她们，我的心里觉得酸酸的。

所以我一直在倡导：只有家长自己主动去学习了相关的医学知识，尤其是一些中医代代相传下来的理念和方法，才能真正地做孩子的健康保护神。中国的家长太需要中医古法育儿理念的熏习。中医是我们老祖宗总结出来的一门关于治人和自救的伟大医学和哲学，有着自己独特的规律和关于健康、生命的态度。它不仅能治病，还能防病，更能救人，只要我们从中汲取一点精要，就能利子利己。

"改变孩子的身体状况，靠的不是药、不是医生，而是父母正确的养育理念。"对于牛妈在开篇第一章里提到的观点，我深有同感。故而一直以来我也在努力地通过讲座、书籍、新媒体来传播中医育儿理念。但是中医的传播和传承，需要更多人的参与，尤其是像牛妈一样的中医古法育儿受益者和传播者，才能让更多的人去了解我们老祖宗留下来的智慧宝藏。对于牛妈和其团队中妈妈们所付出的努力，我内心非常肯定和赞叹，也欣喜地在牛妈的朋友圈见证了妈妈们通过古法育儿理念的学习而提升孩子的状态，乃至整个家庭状况的诸多案例。

牛妈用她亲身的经历以及无数妈妈的故事，真切地告诉我们，其实，疾病只是一个警示。它提示我们，该调整了，该复位了，这种警示，是我们生命中的一课。如果我们认识到了，对日后的生命，是件幸运的事情。就会明白原来"家长的错误的养育方式和不良情绪，会导致孩子的疾病"，知其然，并知其所以然。作为家长，都有义务和责任认真学习中医育儿的知识。即使有最高明的医生做朋友，也不可能二十四小时依靠他们，也无法在孩子身边随时观察，随时处理。

如果家长能在备孕初期就开始提升自己的身心状况，那么能给孩子打下一个更好的根基；

如果家长能尽早接触到正确的养育观念，孩子也许就不会生那么多病；

如果家长能用小儿推拿等绿色疗法帮助孩子扶正祛邪，孩子的正气不会伤得那么厉害；

如果妈妈们在病邪入侵孩子的初期知道如何及时干预，就可以迅速将疾病扼杀在苗头里……

好父母胜过好医生，说的就是这个道理。

家长必须清楚这个世界上没有孩子是靠药物和保健品的支撑长大的，一定是靠合理的饮食等正确的养育而保持健康的。药物，只是在孩子的身体出现问题的时候，帮助孩子渡过难关，而这只是一个暂时的过程而已。

这虽然不是一本教会家长成为推拿高手的书，但却是值得每一位家长静下心来仔细去体会和感悟的书。牛妈从上百本的典籍中汲取的养育孩子的思维方式，会让我们站在一个高度去看待生命、看待疾病、看待孩子。我诚挚地推荐每一位家长读一读此书，把中医古法育儿理念活出来、用起来。

贾大伦

2019.3.22

前言
"悟"古法育儿，做快乐"牛"妈

这本古法育儿的书，在心底已经整整酝酿了八年。

这八年，我畅游在古人的典籍里，在中华文化的历史智慧中，寻找能传承下来的宝藏。虽然时代在变迁，但是古人流传下来的很多育儿经验，可以对我们现代育儿有所启迪。

现代父母都将新生儿的手脚放开了，认为这样宝宝会更舒服。但是最新的研究表明，新生儿不包襁褓睡眠质量明显降低，容易惊醒甚至没有安全感，所以又重新倡导我们老祖宗一直提倡的打襁褓的建议。

同样，当人类终于意识到早断脐的危害，2016年世界卫生组织开始提倡"晚断脐"的时候，我们的老祖宗早在古籍里道出了断脐的诸多要领。他们不仅给出了晚断脐的建议，还给出了更加切实可行的推挤之法：一手握脐带近胞衣处之一段，一手将脐带推挤数次，使得脐带里的血液能够快速地注入孩子体内，从而避免贫血。

现代科学不断印证着古法的理念，虽然具体的做法会随着时空的转换有所变迁，但透过这些文字，我们可以感受到其中所蕴含的智慧，值得我们细细研究，代代相传。古人传递给我们的不仅是养育孩子、应对疾病的方法，更多的是如何以智慧的方式去生活，让孩子尽量少生病、不生病。

而我（牛妈）就是其中一位受益者，我的孩子牛牛今年已经9岁了，在9年前，我因为体质的原因难以怀孕生子。我在中医的调理下不仅生下了健康的孩子，并在日后的养育中运用中医育儿理念和方法而让孩子远离打针吃药，让自己也从孩子反复生病的焦虑不安中解脱。作为一名母亲，我深刻了解妈妈们的不易和艰辛。古人云："人之所爱，莫有过爱子者也。而爱之至，不能无所忧。忧之至，莫有过忧其疾者也。唯其疾是忧。"而今这个时代虽然物质条件和医疗条件丰富，但很多妈妈没有系统学习过育儿理念而匆匆上岗，因爱之名，给孩子造成了很多伤害。在孩子月月生病无休止的循环里看不到未来，身心憔悴，而在古老的岁月中，如何做妈妈，如何养孩子，是有传承和学习的。

中医经历了几千年风雨，以确切的临床疗效经受住了历史和实践的检验，并越来越受到人们广泛的重视，显示出其旺盛的生命力，这与其深厚的传统文化根基以及中医特有的思维方式是分不开的。因为自身受益于中医，所以在怀孕之初，我就特别想寻找几本属于中国人自己的育儿经典，可这方面的书籍少之又少，我只能把目光放到中医流传下来的典籍中探寻。

因此，我内心一直有一个愿望，希望通过中医古法育儿理念和实用技术的传承和推广，让更多的家庭受益。怀着这样的初心，创办了妙手莲华这个健康大平台。从我们接触的数万案例反馈来看，很多零基础的家长——不仅包括妈妈、爸爸，还有爷爷、奶奶、姥爷、姥姥——在学完中医以后，孩子的身心状况、吃喝拉撒都得到了全方位的改变。

每周我们的群里都会有激动人心的真诚分享：久治不愈的鼻炎、哮喘、腺样体肥大、便秘、咳嗽、中耳炎……被家长们的双手完胜，而且在一次次的推拿中孩子的体质得到很大改善，从月月必病到几乎不再生病或很少生病。

是家长的医术比中西医大夫们都厉害吗？当然不是，其实根本的原因是家长们通过系统学习建立中医思维以后，在日常生活方方面面的改善，包括饮食起居合理调护、家庭关系改善、自我身心成长等，从而减少了伤害孩子正气的机会，懂得了如何正确养育孩子。

我常说如何带孩子看病反映出家长的三个层次：一是盲从，有病乱投医，不懂孩子怎么病的，不知道大夫是在干什么，反正大家都是这么治病的；二是虽然不懂，但不盲从，不过度医疗，孩子能好了以后身体会越来越好，不好就会反复生病，迷茫中；三是找到明白人引路，自己也尽量了解真相。当你懂得孩子生病的真正原因，就不愁孩子的病不好。

在从事中医外治疗法推广的过程中，我深刻领悟到，改变孩子的身体状况，靠的不是药、不是医生，而是父母正确的养育理念。因为疾病只是日常生活的错误累积到一定程度后，量变导致质变的结果，是孩子、父母甚至家族状态的综合体现。

提到中医，很多人都会认为博大精深、高深莫测，但是我们在推广过程中更多看到的却是中医的大道至简。中医的基础理论其实与我们对生活与自然现象的观察和感受息息相关。透过这些基础理论，可以转化出无穷的技术，但这些变化无穷的技术不能代表中医。学习中医并不难，难在"相信"两个字。

育儿过程中我们会遇到的问题和解决策略，老祖宗已经为我们总结得非常细致清晰。我将结合为数万名家长一线服务咨询的经验，从人们最关注的话题入手，梳理从备孕、孕期到分娩、产后调理、母乳喂养、辅食添加、日常起居等过程中可能会遇到的问题和需要注意的事项，并从身心两方面总结让孩子少生病、不生病的育儿之道，从上百本中医古籍中摘取经典内容并结合中医专家团多年儿科经验进行解读，为您打开中医古籍宝藏之门，和您一起共同传承、研读、践行老祖宗传下来的育儿智慧。

希望本书能成为你育儿路上的一盏明灯，开启智慧，照亮前方。

目 录

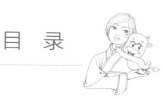

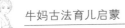

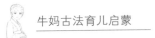

第一章

父母思想的一个改变，
可以影响孩子的一生

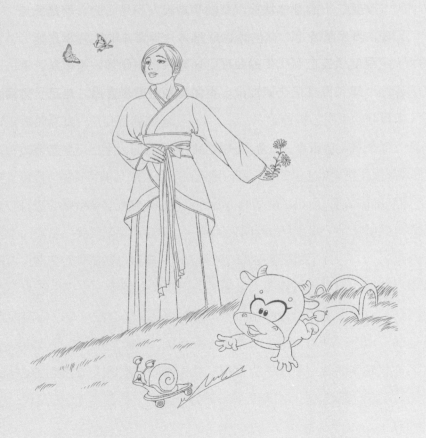

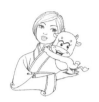

改变孩子的身体状况，靠的不是药、不是医生，而是父母正确的养育理念和方法。因为疾病只是日常生活的错误累积到一定程度后量变到质变的呈现。如果我们不学习，不成长，就永远不知道自己错在哪里，也不会看到，原来自己才是孩子健康最好的"手"护神。

从"病"到"生"

年轻的时候，我和很多人一样，对中医、养生完全一无所知，觉得那些都是老年人才感兴趣的，直到后来碰到了那场病。我听过林杰老师说的一句话，"疾病是上天给我们的礼物"，我觉得这句话对我非常适合。

那时我刚毕业，因为熬夜加班，再加上节食减肥，抵抗力下降，一下子就感冒了，于是去打吊针。那也是我人生第一次打吊针，当时青霉素皮试的时候有一些反应，但医生还是用了这个药。三天后，腿上满满的都是出血点，再后来肚子痛得不行，又去看病。没想到医生一看化验单就把我扣下了，说我得的是过敏性紫癜，必须马上住院治疗。我那时对这个病完全没有一点了解，只知道全身出现了很多血点，连大便里也有血。医生怕我脑出血，让我只能在床上躺着。我那时的全部心思还都在琢磨工作上的事情呢，没想到一下子就只能躺在病床上，什么都做不了了——这突然的转变就像做梦一样。

我当时是在血液科，记得病房里有得红斑狼疮的，有得白血病的，直到这时我才知道过敏性紫癜是多么可怕的病。大约住了十几天，我就开始进行激素治疗了。因为每天都要去医院接受治疗，根本没法正常工作，我只能辞职，没有任何收入，而治病却花了一大笔钱。后来过敏性紫癜是控制住了，可我就像气吹的一样，短短时间里变得非常胖，但也没办法。命都快没了，还管得了美不美吗。

本来以为一切都会好起来，没想到就在我刚开始过上正常生活的时候，过敏性紫癜再一次发作了，而且这一次比上次还要严重。那个时候，我连走路的力气都没有了，我当时非常绝望，不知道人生的出路在哪里。

就在我走投无路的时候，有个朋友介绍我去一家中医小诊所。我想西医都治不好的病，中医能治好吗？给我看病的是一位老中医，据说是从一家中医院退休的。他给我开了一副汤药，并告诉我日常饮食起居要注意的地方。我虽然抱着怀疑的心思，但还是听医生的话按时服药，并改变自己的生活方式。没想到调理了半年以后，折磨了我两年多的过敏性紫癜彻底好了！后来我做尿液检查也都没问题，我想这个病应该是痊愈了。

因为这件事，我觉得中医太不可思议了，并且开始大量阅读中医的书籍。网上只要有关于中医养生的书，我都会一箱一箱地买回家，另外还给我妈妈和婆婆各买一套。渐渐地，我明白了很多养生之道。《黄帝内经·素问》开篇就提到：

> 上古之人，其知道者，法于阴阳，和于术数，食饮有节，起居有常，不妄作劳，故能形与神俱，而尽终其天年，度百岁乃去。今时之人不然也，以酒为浆，以妄为常，醉以入房，以欲竭其精，以耗散其真，不知持满，不时御神，务快其心，逆于生乐，起居无节，故半百而衰也。

曾经以为自己很命苦，总是想为什么突如其来的疾病会降临到我的头上。随着对中医的认识深入才发现，**其实，所谓病，不是从天而降的，**

而是我们每一个当下的所思所想所行的错误，累积到一定程度后量变到质变的显现。

我从小就爱吃水果，冬天还要吃苹果，吃了大量的水果造成我的脾胃虚寒。我还有很严重的鼻炎，当时不觉得这是我错误的饮食和生活习惯造成的，也没当回事，依旧按照原有的生活方式在运转，饮食起居极不规律。刚毕业时，离开家乡到济南工作，那时我很年轻，精力旺盛，白天工作很拼，晚上还接了很多额外的活，做兼职，经常熬夜到很晚。就想趁着年轻，在工作上多历练一些，也多挣点钱。那时候也没觉得有什么不对的，因为周围的年轻人都是这么活的。而且因为爱美，希望自己身材好一点，经常不吃饭，直到饿得不行了，才吃点饼干、点心充饥……

这些年读了中医的书，最大的感触是，以前我虽然上了这么多年学，但其实对自己的生命、身体、生活完全是无知的状态：对于人应该如何生活的无知，更重要的是对于人生、对于生命的无知，完全不知道吃和睡与自己的身体有什么联系，不知道人生的意义在哪里，活得很盲目。心是散乱的，生活必然也会是散乱的，身体自然会出问题。不健康的生活习惯和思维方式，终有一天，以疾病的方式给了我提示。

现在想起来，**也真心感谢那场疾病，让我能够停下来，从认识"病"到认识"生"**，开启了不一样的思维方式和生命篇章，开始寻找什么才是正确的、真正有利于自己的生活方式和思维模式，并真正去反思和改变。

 ## 学习古法育儿，永远绕不开的一个字

提到古法育儿理念，提到中医的学习，永远绕不开的一个字，那就是"气"，气不可言说，只可意会，但却是中医思维和中医理念之"根"。

关于对气的理解，推荐大家去读一读《黄帝内经》（简称《内经》），这是我接触中医的第一本入门书籍。当时是朋友送给我的，这本书对我的启发非常大，让我以新的角度去认识中医、认识生命。到现在，我还在抄写《黄帝内经》，每次抄写都有不一样的体悟。随着调理的孩子越多，对《黄帝内经》的理解也越深，也越被老祖宗的深远智慧所深深地折服。

《黄帝内经·素问·宝命全形论》篇中说"人以天地之气生，四时之法成""天地合气，命之曰人"，也就是说，人是天地之气化生的产物，而气是构成天地万物的本源。

气的概念确实难以理解，因为不像西医解剖学那样，可以被我们的肉眼，或者借助一些仪器直接观察到，但气又不是虚无缥缈的东西，而是真的可以被我们感受到。打个比方说，当和一个非常平和、宁静、愉悦的人在一起的时候，即便他没有和你说什么话，做什么事情，只要和他在一起，你也会有一种安静祥和的感觉。西方人称之为一个人的"场"，中国人也会用"气场"来表达，当然气场并不能代表气，而是气被感知到的一部分。不仅人有一种场，外界的环境、家庭的氛围，都有一种能被感知却难以观测的场。比如有些地方，你去了以后，心一下子就静下来了，而有些地方，待着很不舒服，却说不上哪里不舒服。这都是气被感知到的一部分。

无论是西方的油画还是东方的水墨，让人感觉到美的原因不仅仅是色彩和构图等因素，还有你通过这幅画所感受到的创作者本身的"气"。在生活中，我们也经常用"气"来描述一个人，比如"大气""阔气""娇气""傲气"……这些都是人们对"气"的一种感受，可以说，气就是在人的言语行貌之外你所能感受到的一种莫可名状的东西。

气、阴阳、五行，这些看似虚无缥缈的概念，反而传承了千年，历久弥新地引导着后人对中医的探索和发展。但无论中医的理论体系如何丰富，方法如何多样，都是建立在"气"的基础上的。所以，我们学习古法育儿理念，也要从此入手，方能拨云见日。

西方的科学家也在探索人类和宇宙的奥秘，从最初的细胞、分子、原子，到电子、光子、中微子和夸克等等，都是在寻找宇宙和人类的本源。研究量子力学的科学家会发现，当我们把任何东西分解到最后不能够再分解的时候，就会发现它是空无的，里边就是波动，也就是说，万物其实是由振幅不同的波所显现出的不同的象。科学家通过双缝干涉实验证明，这种波动还带有波粒二象性，会受到观察者意识的干扰，更是打破了意识和物质之间的严格界限。在霍金对于宇宙的研究中，有一个非常著名的弦理论。他提出，我们现实的物质世界，其实是宇宙弦演奏的一曲壮丽的交响乐，所有的基本粒子，如电子、光子、中微子和夸克等等，其实都是宇宙弦的不同振动模式或振动激发态，这和中医所解释的气的运动和表现形式有异曲同工之妙。

中医认为，某一种植物长成这样的一个状态，是因为它包含着这种气息，而另外一种植物则是另外的状态，那是因为它的气的构成方式是不一样的。这种气可以反映在外形上，中医认为外形相似的两种物质，就有相通的气。比如有一种植物叫通心草，它里面是空心的，那它在我们身上能起到什么作用呢？我们用它来清心、通气。再比如豆子的形状和肾很像，因此可以用豆子的气来补肾气。**所以我们吃的所有东西，包括蔬菜、五谷、肉类、鱼类、草药等等，不仅仅要考虑它们有形的成分、营养价值，更要从气上考虑，看看它们的气是否和我们的身体相合。**

此外，从霍金宇宙弦理论的角度来说，万事万物都有自己生命的演奏，同时又是宇宙这首交响乐的一部分，不可分离。在宇宙这首大的交响乐之中，我中有你，你中有我，共成一曲。这个在西方科学中其实也有体现，比如全息摄影技术可以从照片的每个碎片中获取完整的照片内容，克隆技术可以从一个细胞中提取人体所有的信息。

从中医的角度来说，自然界的万事万物包括人，都是由气聚合而成的。气并不是静止不动的，而是不停在变化，升降沉浮、流转不息，这就是我们后面要提到的气机。人的气和气机又和万物融为一体，一气周流，如庄子所述"通天下一气耳"。**宇宙间的万事万物看似不相关联，却都不是孤立的存在，而是在一种无形的力量下互相影响，从生命体到非生命体，时时处处都包含着整个宇宙的信息。**

比如春天，我们可以看到万物在一股相似的气机下不约而同地苏醒，嫩绿的小草探出小脑袋，光光的枝丫上开始生出毛茸茸的花，欢快的小鱼畅游在解冻的河水里……而孩子在春天似乎也会长得特别快，这就是整个宇宙的阳气都在萌发的大象。比如夏天，我们可以看到万物并秀，一片郁郁葱葱的景象，孩子与自然万物一起由"生"到"长"，而此刻，人的阳气与天地一样浮越在外。虽然夏天外面很热，但挖煤的工人会体验到，越是夏天，地底下反而越是寒冷。人的气机也与自然相应，体内的阳气不够，很多都浮越在外了，这也是为什么到了夏天人的消化能力反而很弱，一旦饮食不节，就容易发生腹泻、肠胃炎等疾病的原因。

所以，透过以上对气的解读和分析，我们就可以大概体会到中医里很重要、很关键的思维方式——全息论、系统观和整体观。

养育的根本，就是养"正气"

说到这，可能会有一些家长依然觉得一头雾水。这个"气"和中医的这些思维概念，如何对接到我们的养育上来呢？那就必须提到《黄帝内经·素问》里的一句话，叫作"正气存内，邪不可干"。正气指人体的机能活动和抗病能力，是身体的守卫，也是少生病、不生病的根本之所在。

人体之气根据其来源分为先天之气和后天之气，先天之气又叫元气，禀受于父母。后天之气来源于饮食营养和吸入的清气，先天之气与后天之气合称为"正气"。如何提升正气，可以从"开源"和"节流"两方面去入手，那就是提升先天之气和后天之气，减少不必要的损耗。

具体如何去做呢，我们可以从"正"字（图1）略窥一二。"正"这个字上面有一个"一"。古人用"一"来代表天，代表道，代表宇宙万物运行的自然规律。"正"字下面有一个"止"，意思是说，"止"于"一"，遵循自然规律，方为正。文字载道，提示我们，只有调整孩子的日常生活中的饮食起居，使其合乎宇宙万物运行的规律，才能减少不必要的损耗，更好地发挥人体本有的自我纠偏能力。

图1

人并非独立的个体，而是在天地这个宇宙的大交响乐中，和万事万物融为一体，不可分割，互相影响。在这样的背景下，其实我们所接触的人、事、物、环境，以及大自然，都会或多或少影响到我们自身的气。我们的身体是一种气的表现形式，意识、情绪等亦是如此，只不过一个表现为有形，一个表现为无形，同属于人的一体两面，而且可以相互影响和转化。

所以，**养护孩子的"正气"，靠的不仅仅是吃有形的食物，而且可以通过多种途径让孩子"食气""采气"。**

安定孩子的心神是首要的，神定方能气定，气机就不容易乱。此外要多接触自然环境，塑造孩子的良好品德，因为大自然的清新空气，以及内在的"浩然之气"都是提升正气的方法。另外要注重顺应天地之机，做好日常的养护，减少不必要的损耗，要养护好孩子的后天之本、气血生化之源——脾胃。具体怎么养脾，在本书第二章会详细解读。如果我们能早一点接触到古法育儿理念，提前了解一些备孕、孕期的知识，还能从自身做起，为孩子提供一个良好的先天之气，那就更加完美了。

 ## 防病要从内在着手

出于防病的考虑，很多家长在宝宝出生以后，便不知疲倦地购买和使用各种消毒香皂、洗手液、奶瓶清洁剂……朋友圈也会经常看到一些妈妈转发手足口、流感、轮状病毒等疾病的预防要领。

其实，过度清洁和消毒外界的环境并非一劳永逸的办法，反而容易滋生很多问题。

2016 年，新华网发布新闻：美国食品药品监督管理局（FDA）宣布禁止抗菌肥皂的销售。FDA 那次颁布的禁售令，适用于包含 19 种指定成分中一种或多种的抗菌洗浴产品。

FDA 在声明中表示：消费者可能认为，抗菌洗浴产品能更有效预防细菌传播，但我们没有科学证据表明，它们比普通肥皂或清水更好。事实上，一些研究数据显示，这些抗菌成分如果长期使用，对健康的影响可能弊大于利。2013 年的一项研究表明，长期暴露在这类成分中，将带来耐药风险，并将对人体激素产生影响。

> 以前我把生病的原因都归结为外界的环境，而大量用清洁剂、消毒剂，导致孩子的内环境遭到破坏，而且免疫力低下，为后面连续生病埋下了伏笔。大宝四岁开始疾病大爆发，到四岁半因为肺炎、支气管炎，前前后后住院七次……
>
> ——@ 三宝妈刺猬

"正气存内，邪不可干"对于防病总结得非常到位。不管是什么样的病毒细菌，无论是疾病的预防还是应对，其实最核心、最重要的就是我们的日常养护。不要仅仅想着用什么药、吃什么补品或是怎么消毒隔离、用什么妙招，而是要在平时注意清淡饮食、减少内热、放松心情、顺应天时等。让身体处在一个比较平衡的状态，外邪自然不易侵袭，即使生病也容易痊愈。

正如《黄帝内经·素问》里所提到的："夫上古圣人之教下也，皆谓之虚邪贼风避之有时，恬淡虚无，真气从之，精神内守，病安从来？是以志闲而少欲，心安而不惧，形劳而不倦，气从以顺，各从其欲，皆得所愿。"

就好比治理国家，一个国家的兴衰实际上与两个条件有关，一是国家内部的治理，另外则是周边环境的影响。如果国家内部治理得当，国富民强，即便周边有着虎视眈眈的邻国，也不会受到侵犯。如果国力不强，不能拒敌于境外，遇到有外敌入侵，势必会引发战争，也就是我们所看到的"症状"，比如发烧、咳嗽等，这也就相当于中医所说的"实证"。当然，如果内部治理不当，国力衰败，即便没有外敌来入侵，内部依然可能出现暴乱。就好比孩子的脾胃特别虚弱，即便吃的食物清洁卫生，也没有吃得过多过杂，依然出现食物难以吸收消化，而且长期腹泻的症状，这就是中医所说的"虚证"。当然很多情况是虚实夹杂，也就是本身国力非常弱，内战不断，如果这时再有外敌入侵的话，那通常就只能坐以待毙了。所以为什么有些孩子一感冒很快就好了，而有些孩子感冒以后会得心肌炎，和他本身的正气不足有莫大关系。

面对未来各种已知或未知的传染病的来袭，我们都可以以不变应万变，那就是通过正确的养育来提升孩子的正气。那么无论是流感、轮状病毒、肠道腺病毒、诺如病毒，还是星状病毒等，都不是我们家长需要关注的重点。我们需要了解的是目前孩子的正气如何，这一状况是怎么养成的，以及**如何通过日常生活来"调常"（调到正常的状态），这才是应对诸多疾病的根本之道**。

 ## "戒"胜于"为"

前面说到，我的身体因为年轻时候不注意养护，所以脾、肺、肾都很虚。很多大夫都说我难以怀孕，但我非常想要一个孩子，也想给孩子一个好的先天，所以在怀孕期间看了很多讲如何备孕、养胎的书籍，发现古人强调更多的是"不要去做什么"，而不是"要做什么"。不要做什么，就是我们常说的"戒"，即规矩。让人不做这个，不做那个，很多人觉得受限制了，但我觉得这些规矩才真正是为了免除我们将来的痛苦而设立的。我的孩子牛牛的健康出生，就是守"规矩"的有效见证。

而我发现，在养育孩子方面，很多父母恰恰相反，总是拼命地想去做一些什么，比如给孩子吃得好一点、穿多一点、买的玩具贵一点、报的兴趣班多一点，方方面面都想怎么进一步，却不想退一步，反思一下哪些不能做。

这些年来，看到太多因为父母盲目去做，而导致孩子病情加重、体质下降的案例：

有孩子每年十余次发热惊厥，家长盲目用退烧药预防，不仅惊厥没有减少，而且从以前的 39 度惊厥变成了 37 度多就开始惊厥；

有孩子体质弱，家长长期给喝梨汤预防咳嗽，导致孩子咳嗽三个月迁延不愈；

有孩子严重便秘长达 5 个月（7 天甚至 14 天不拉），看遍北京各大医院，试过苹果、香蕉、西梅泥、青菜、益生菌、乳果糖、棉签蘸香油、开塞露……各种通便办法，最终难以奏效，因为没有从便秘的根源去解决！

有孩子因为微量元素补过头，导致牙齿黑，身体体质不断下降；

还有孩子因为脾虚，没出月子就开始腹泻。母乳妈妈还不停地喝肥腻的猪蹄汤、炖鸡汤来补营养，导致孩子持续腹泻。快两个月大时，便检白细胞高，又开始口服各种抗生素，服药二十多天，腹泻不但没有好，反而越来越加重……

《道德经》里面有句话叫作"不知常，妄作凶"，因为不了解一些基本的养育理念，往往造成伤害而不自知。**生活中我们应该用七分的力气去学习，去了解真相，知道有所不为，然后用三分的力气去有所为。**否则稀里糊涂地做，往往弄巧成拙，最后只能接受痛苦的结果。孩子一次次地生病，就是在为我们的无知买单。

很多人把不做什么当成一种约束，这个不能吃，那个不能做，难以接受，也觉得人生丧失了一些乐趣。我曾经遇到一位妈妈，孩子患有抽动症，吃了三年的西药效果不好，孩子一直眨眼睛。后来找到我们，希望通过小儿推拿来给孩子调理，在得知饮食的建议后，竟然表示，暂缓学习和推拿，因为下个月要出国，国外有很多美食，怕孩子无福享受，想以后再做调理。听到这些的时候，我非常惊讶，更觉得可惜。

那位妈妈宁愿推迟给孩子调理身体，也不愿意错过给孩子享用美食的机会。孩子因此会遭遇的痛苦，很多人不太愿意相信是由自己酿造的，更不会静下来反思一下到底是什么原因。如果我们真正懂得规矩，守规矩，那对于孩子就是一种长远的保护，而且我们可以切切实实地看到由此带来的改变。我们群里不少孩子有中度、重度的贫血，最后都是通过"有所不为"而转变了体质，获得真正的健康。

因为孩子湿疹的问题，接触中医育儿，认识到了在孩子喂养过程中存在的误区，后来开始饮食调整并每天推拿，孩子身上两年多的顽固湿疹现在好了一半多。最关键的是，最近幼儿园全国大体检，孩子结果一切正常，而且血色素居然在131，这在以前是从来没有过的。以前每次都是在110及格线边上晃，没有超过115。

——@Jessie

幼儿园四月初体检，指标差 1，血红蛋白 109。我们从三月底开始忌口，血红蛋白和红细胞居然比以前还高。这充分说明，忌口不会贫血。感谢所有帮助我的爱心妈妈们。

——@琪琪妈妈

　　我家孩子小时候吃了很多鱼虾肉，特别爱吃荤。我们大人也不懂，还挺高兴，觉得吃荤有营养。鸡蛋鱼虾肉孩子几乎每天都吃，也一直大便不好，便秘，颜色发黄，特别瘦，个子也矮。到去年 6 月份突然开始长荨麻疹，看了很久都没有效果。看西医就说只能吃抗过敏的药物，最后通过中医和饮食调理，这一年很少生病，个子也长高了很多。上个星期感冒去医院验血，竟然发现贫血好了，所以真的不用担心忌口会营养不良，其实长期脾虚才会导致营养不良。

——@ML

　　还有一些人虽然知道规矩的好处，但依然不会去遵守。养生之道其实很简单，可吃饭睡觉有几个人能顺其自然？很多人遵守不了，为什么？因为它太简单了，反而不容易遵守，我们终其一生就是在我们的欲望和我们不应该做的事情之间不断斗争，所以我们要尝试站在更高的位置去看这个问题。增长智慧的路径之一，就是先懂得克制和把握自己的欲望，不懂得断舍离，就会被欲望一叶障目，不见泰山。

　　好比我经常看到有人急着过马路而闯红灯，难道他们不知道闯红灯的严重后果吗？交通中的"规矩"是我们社会中、生活中"规矩"的缩影，很多人不仅忽视交通中的"规矩"，对社会、生活中的"规矩"也置若罔闻，总是为了满足一些小欲望、小快乐，一次次打破规则，却还觉得"这没什么啊"。我还经常看到有爸爸妈妈、爷爷奶奶带着孩子闯红灯，要知道我们给孩子报再多的兴趣班、补习班，买再多的书，讲再多的大道理，也不如以身作则，因为我们的行为和潜意识都会或多或少影响到孩子。所以，这种对"规矩"的忽视代代相传，已经成了现代人的一个顽疾。如果一次次破规矩，终有一天会为此买单。

爱是无条件的，但不是无限制的，有所限制才能让我们更好地去爱。不做什么，比盲目去做重要一百倍。

 ## 与"时"俱进

养孩子要与"时"俱进，这方面往往是我们很容易忽略的一个细节。《黄帝内经》里特别强调人和天地宇宙规律的同步作息，天人相应。天地与人同构，乃一气周流，人气之升降沉浮随天机而变动。这也就是为什么我们接触的人、事、物、居住环境、时间、节气等都会对我们的身体产生影响。一天二十四小时、一年四季，以及二十四节气，有很多规则需要我们去遵循。如果违背了大自然的运转规律，相当于和整个天地之气去对抗，必然会扰乱孩子自身的气机，给孩子带来不必要的伤害。

在吃上面，如何与"时"俱进呢？孔子在《论语·乡党》里提到"不时，不食"，意思是吃东西要应时令、按季节，在什么时候吃什么东西。《黄帝内经·素问》也有句话叫作"气味合而服之"，这里的"合"一方面是说要合乎孩子的体质，还有一点就是要保持与天地之气同步相应，吃当季当令、当地家产之物，这样才能补精益气。生命，是天地孕育出的一团生气。所以，**营养不仅仅是食物的有形成分，更重要的是它所含**

的天地之气，是否适合我们当下身体的气机。

比如说，春季阳气初生，万事万物都包含着这样的生发之机。我们可以看到春天绿色植物萌发，很多苗芽类的食物比如春笋、香椿、豆芽开始上市。所以，吃当地当季的食物就可以助力人体气机"生发"，帮助孩子长个长肉长大脑。而很多看似高大上的进口食物，或者原本应该在秋天才能生长的植物，如果和我们体内的气机不相应，吃了就容易出问题。比如说梨是秋天成熟的，带有秋天收敛的气机，如果我们在春天人体气机向外升发的时候去吃，吃多了就容易出现气机的混乱。当然不仅仅是时间，还有空间的影响，就如那句俗话说的，"一方水土养一方人"。

我在临床上常看到一些孩子，由于吃了榴梿、杧果等进口水果导致过敏。还有些南方人到了北方生活，依然保持辛辣的口味，导致频繁上火，口舌生疮，这些都是忽略了气候和地域的差异。**所以，最重要的不是食物的成分，而是食物成分之外的东西，我们也可以把它解读为食物在特定时空下所承载的信息和能量。**

《黄帝内经》里讲到，在一年里，阳气存在生长收藏这几个过程，体现出分明的四季，所以《黄帝内经》里提倡我们养生要"顺四时"，合理安排饮食起居。作为家长们，都希望孩子能够长得高、吃得香、睡得好。但是，我们有没有想过，春季的生长有赖于冬季的阳气储藏。如果冬天该藏阳的时候，不仅没什么藏的，还把暖气开得很高，又给孩子过多地洗澡，开泄皮肤，到了春天孩子的生机就会不旺盛，阳气不足就容易犯病。

冬季的储藏来自秋季的收获，如果在夏季不让孩子有任何出汗的机会，还吹空调、吃冷饮，就错过了排出体内毒素的最佳时机，封闭了夏季出汗排毒的最佳通道，那么孩子体内的陈芝麻烂谷子还有什么机会能打扫干净？报各种补习班耗费心神，到了秋天就没有地方可以收获，到了冬天也就没有可储藏，到了春天自然也没有什么可生发，一年四季就是如此环环相扣。

此外，中医还特别强调子午流注。"子午流注"是古代中医圣贤发现的规律，就是在一天的二十四个小时里，人体的每个脏器都有一段工作时间。在这段时间里，它的气血最旺盛，效率最高。比如说7~9点是主受纳食物的胃经气血最旺的时候，9~11点主运化食物的脾经气血最旺。所以一天之中，7~9点这顿早餐非常重要，因为这个时候所摄入的食物，可以最有效地被消化和吸收。

而我们接触到的很多孩子都是早上没胃口，他们往往晚饭吃一大堆食物，可脾胃运化不动，只能积存滞留在胃里。晚上睡觉肚子胀，在床上翻来覆去，有的还喜欢撅着身子，这都是脾胃不和的表现，也是不遵循时间去安排饮食作息的后果。这不仅仅影响早上的营养摄入，而且容易形成恶性循环，孩子不但伤到了脾胃，营养也跟不上去。其实，一天二十四小时，也相当于我们一年四季，只不过这个四季被浓缩在短短的二十四小时里。晚上相当于冬季，不只是晚上吃得太多容易出问题，熬夜和晚上过度运动都不符合收藏之道。

 # 借天地之气，养孩子生机

人是天地化生的产物，也是一个随时和天地交换能量的开放系统。得天气而生，禀地气而长。人体还有接收天地之气的穴位，比如头顶的百会穴和脚下的涌泉穴（图2、图3）。

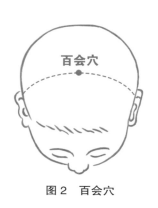

图 2 百会穴

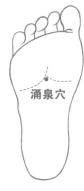

图 3 涌泉穴

离天地太远，或者生活在污浊的空气中，也是孩子生病的重要原因。现在我们的孩子大多生活在都市里，接触的多是水泥地，住的是高楼，也很少走路，缺乏天地的滋养。长此以往，便容易导致多种疾病的发生。农村的孩子相比城里的孩子，过敏、哮喘的发生要少很多。

有的时候我们会感觉到，在大城市睡觉，一觉起来依然感觉很疲乏，但如果身处山间或乡村中，哪怕睡眠时间短，睡眠质量也会提高。那是因为人在城里水泥地面上，**不容易接地气，吸收不到大地的容纳收藏之气。神不内收，则容易造成不太理想的睡眠。**

接地气最简单的方法就是在天气晴朗、温和的时候，带着孩子去公园。因为棉袜和布鞋具有透气性，更利于接地气，所以建议给孩子们穿上布鞋或者厚的棉袜（以免脚部受凉）在公园的土地上行走。好天气里，不妨让孩子光着脚满地撒欢，让大地母亲给他做按摩，和阳光土地尽情亲近。玩沙子、玩泥巴，都是很好的补脾方式（关于脾的重要性，下一章有详述）。

下面分享妈妈们学习古法育儿理念的一些感悟，或许对我们今后的育儿之路会有启发。

大家好，我是小宝麻麻，是一名西医护士。我从小宝八个月时开始接触中医育儿理念，两天推拿课让我完全颠覆了研习多年的西医理念，尤其是生病少吃或不吃肉、蛋、奶和水果更是让我不能接受。从西医角度出发，生病要消耗大量能量，应该多进食优质蛋白来补充能量。但听完课后才知道**孩子生病时脾胃尤为虚弱，运化能力也比平时差，吃进去的"营养"不但运化不了，还会给脾胃造成负担，形成恶性循环。**之后我一直按照中医理念养护小宝，小宝很少生病，即使生病好得也比较快，体检指标都正常，身高比同龄孩子还要高一些。这让我感到很欣慰！

——@ 小宝妈妈

非常感谢牛妈，在这个物欲横流的时代，还有一盏这样的明灯指引着我们，告诉我们什么才是正确的养育方法，颠覆了大多数人在这个信息时代被灌输的那些所谓的常识。很幸运，我知道了我该如何去做，力所能及地将损害降到最低，还孩子一个健康的体魄和心灵。受益最深的三个观点：1. **事物的发展均为量变引起的质变**；2. 遇到发生在孩子或自己身上不好的事情，**首先要内省，自己哪里做得不好，这样才是解决问题的有效途径**；3. **很多事情需要透过现象看本质，要学会辨证。**牛妈教给我们的不仅仅是儿推的理论，更多的是育儿理念和一些人生哲理。这个浮躁的世界，需要我们平心静气地去感受。儿推需要长期学习和积累，不治已病治未病才是最高境界。我将追随牛妈脚步，做一个合格的妈妈，在自己能力范围之内影响更多的人，让更多的孩子健康快乐地成长。

——@LCL

从牛妈这里知道脾胃有多重要，知道外来侵袭时，以扶正自己，以和为攻。延伸到人与人的相处之道，与其排斥一个人，不如扶正自己，提升自我。**生活的现状是内心一面镜子，做好内在的自我。**万事万物都是由气构成的，复杂的东西简单化阴阳。外界风寒暑湿燥火可以让人致病，人的情绪也可以让人致病，还有不内不外的原因也会让人致病，以前我是不知道这些道理的。

——@YY

有缘遇见妙手莲华近两年了，收获多多，一言难尽！孩子的体质越来越棒，已经有近两年没有吃过药了，上过儿推课以后，都是忌口加儿推！期间生水痘，都是完全靠儿推，一粒药没吃，而且好得快。最重要的是，在这里我学到了中医古法育儿理念，孩子生病不再焦虑，能够坦然地应对！同时我把这样的思维传递给孩子们，让他们从小就知道如何爱护自己的身体，将来还可以更好地爱护他们的孩子！**只要走在正确的道路上，就一定会收获我们想要的结果和惊喜！**

——@ 枫

孩子经常在腹泻和便秘之间交替，我一直深感疑惑。腹泻和便秘明明是相反的表现。在我们的常识中，应对措施应该也是完全相反的。腹泻时，我会给他喝红豆水，逆时针揉腹，补大肠经。便秘时，一般会给他吃容易滑肠的食物，像蜂蜜、红薯、香蕉，顺时针揉腹，清大肠经，等等。但是令我不解的是，这两种相反的症状怎么会相互转化呢？难道是我矫枉过正？听了牛妈的古法育儿课，终于明白，原来这两种不同的症状，其实可以是同样的缘由。脾虚，导致脾胃

021

不调，消化不良，就会产生糊状便（未消化充分的食物）、稀便。脾虚，无力排便，就会产生便秘。所以我以前所自学的一知半解的知识和方法在没有了解根本原因时就会收效甚微甚至起反作用。虽然是食疗推拿等中医疗法，但**实际上没有在中医思维下指导的方法都不能称之为中医。**

——@童童妈妈

很庆幸自己在牛妈的带领下由接触儿推打开了中医的大门，视野敞亮，心境清明。**中医思维是细心揣摩习题与答案之间的微妙关系，发现规律，以不变应万变。**那种感觉是学会了乘法口诀，甭管多少位的乘法也不在话下。四岁的宝宝是直接受益者，入冬以来，没有吃过一片药，没有出现过发烧、咳嗽这些症状，偶有鼻塞、流清涕就抓紧消灭在萌芽里。忌口加上日常保健推拿，让孩子身体健壮，性情活泼开朗，家人欢欣，一切和谐有序，形成良性循环。 中医理论对身心的调整，真的不是一句空话，无论从哪一个点切入，都会得到验证。很多妈妈可能如我一样，最开始只抱着一颗纯朴的爱子之心学习儿推，但由此学到的却不仅仅是儿推的技能，**更多的是感受到儿推背后博大精深的中医文化，顺应天人合一的自然规律，身心和谐地发展成长。** 希冀更多的妈妈和家人加入我们的群体，由儿推入门，由解决宝宝的身体健康入手，领悟到更多的中医哲学之道，为健康、幸福的生活筑下坚实的基石，任何病毒细菌都无法侵蚀，莫之奈何！

——@艺颖

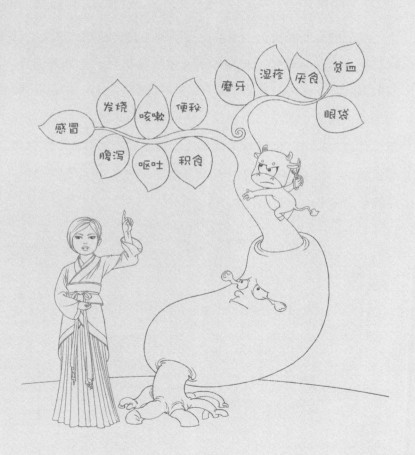

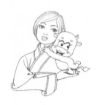

　　孩子的问题其实大同小异，动不动感冒、咳嗽、鼻炎、腺样体肥大、长期便秘、长期腹泻、过敏性咳嗽、头发无光泽、脸部有白斑、鼻头发黄、嘴里有口气、睡眠不安稳、眼白发蓝、有眼袋、容易长湿疹、厌食或者特别能吃……诸多的问题就像千姿百态的树叶，但其根本的解决之道都在脾的养护上。这里所说的脾，主要指的是人体运化功能的系统。学习养脾之法，是孩子少生病的关键。

动不动就感冒咳喘，要考虑脾的问题

很多家长会向我咨询，我家孩子为什么动不动就感冒咳嗽。几乎每个月都要来那么一次，这样的孩子真的不在少数。

> 我家孩子虽然才四五岁，但哮喘已经有三年了，雷打不动一个月一次的感冒、咳嗽、哮喘……一般到医院打五天抗生素，做十五天左右的雾化，表面上"好了"，然后不到十天，又会开始新的一轮……爱孙心切的姥姥、姥爷每天安排食谱，监督阿姨，保证营养。今天鸡肉，明天鸭肉，后天牛肉，大后天里脊……老人家疼孙子真是舍得花钱，有五十元一斤的绝不买四十九元一斤的。水果一天三顿，绝不能重样，酸奶一天不能缺……但是孩子没有一点好转，依然动不动就感冒、咳嗽。
>
> ——@承宝爸爸

吃得好，穿得好，照顾得也周到，但为什么孩子还老感冒呢？那是因为很多家长没有考虑孩子脾的问题，没有考虑孩子的消化能力，孩子的症状就是一次次伤脾所累积的后果。

前面我们提到"正气存内，邪不可干"。从气的角度来说，脾胃是后天之本、气血生化之源，所以人的正气的强弱和脾胃有密切关系，脾虚了以后，正气就会减弱，从而容易遭受外邪的侵袭。如果脾胃功能好，吃下去的东西就会很好地转化为气血津液，身体各个部位气血充足了，正气充满了，邪气自然就进不来了。就好比一个城池有很多士兵在各个哨岗防卫，敌人就打不进来。"医圣"张仲景也有"四季脾旺不受邪"之说，这说明在一年四季中，**如果脾胃的功能旺盛，人的正气就会相对足，不容易受到邪气的侵袭。**

从五行（图4）角度来说，脾伤了以后，肺气就容易虚弱。为什么呢？因为在中医里，脾属土，脾土生肺金，也就是脾是肺的妈妈。脾这个妈妈虚弱了，肺这个孩子也会跟着虚弱，这叫作母病及子，所以很多呼吸系统的问题，其实和脾胃有关系。中医博士罗大伦医师常说："在儿童的每一次外感背后，可能都会找到脾胃失调的影子。"脾虚的孩子不仅容易动不动感冒，还容易有鼻炎，刚才说了，脾虚的人容易肺虚，因为肺开窍于鼻，鼻腔的气血也往往不足，那么鼻子就容易被外邪侵入，形成鼻炎。现在来我们工作室调理的孩子十之八九都有鼻炎，根源也在此。

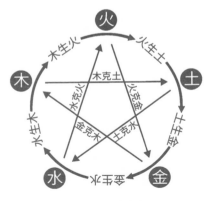

图4　五行图

脾虚的孩子，不仅易患感冒，感冒好了，咳嗽也往往缠绵不愈，有的孩子甚至能咳嗽两三个月。这个时候，家长会特别着急，就用各种所谓的"止咳"药物，拼命给孩子服用。可是，我们要知道，孩子长期咳嗽不好，很多是因为脾虚，所以，此时应该调补脾胃，增加肺气，这叫"培土生金"。只有这样做，才能真正让孩子的身体康复。

 ## 过敏，别光从外界找原因

西医学上，关于"过敏"的定义是这样的：当人体免疫系统对来自空气、水源、接触物或食物中的天然无害物质出现过度反应时，就认为人体出现了过敏。过敏不是一种病，而是人体免疫系统的异常过度反应，比如呼吸道的过敏性鼻炎、过敏性咳嗽、过敏性哮喘；皮肤上的过敏性皮炎、湿疹、荨麻疹；消化道的过敏性肠炎，等等。

加入过敏家族的孩子越来越多。前阵子，有一位沈阳的妈妈就特别着急地对我们说，孩子检查过敏源，发现牛奶、鸡蛋、大米、小麦都过敏，几乎没有什么可吃的了，怎么办呢？

从西医角度来说，避开过敏源是应对过敏的一种方式。当我们知道孩子对哪些东西过敏以后，就可以有意识地避开，从而避免孩子的过敏反应。而中医的思维是向内去看的，我们可以思考一下，为什么同样的外界环境，或者同样的食物，这个孩子会过敏，而那个孩子却没事呢？而且，对于孩子来说，很多东西，包括主食都不能摄入的话，吃饭就会成为一个问题。

中医认为，过敏源并不是罪魁祸首，躲避过敏源或是阻止压制身体的"过敏"反应，并非一劳永逸，**过敏的根本还是人体自身脏腑功能失调，**

正气虚损，不能适应和面对更多的外在因素，或是体内积存有"毒素"，身体无奈之下的异常排毒手段，而所谓的过敏源只是个诱发因素。综合过敏的种种症状看，过敏主要还是由孩子的肺、脾、肾三脏的功能失调、阳气不足所引发。尤其脾为后天之本、气血生化之源，主运化，脾胃虚，容易导致运化失调，生成痰湿之邪，气血不足，肺肾就会失于滋养。

过敏的孩子基本都是可以调好的。有些人可能会有这样的经验，原来过敏的东西，过了几年不过敏了，或者原本不过敏的东西，过了几年却过敏了。这就是正气补足或虚耗后的表现。当我们通过各种方式来补足孩子的正气，减少损耗，那过敏的症状自然会消失。我们对那位妈妈的建议，依然是从健脾入手。通过三个月的饮食忌口和健脾推拿，妈妈很高兴地和我们说，现在除了鸡蛋，孩子对其他食物都不过敏，可以正常摄入了。忌口，是减轻脾胃负担的重要手段，也是应对现代小儿常见病的通杀妙招。虽然具体到每个孩子的饮食建议会有所不同，但总的原则是对于脾胃功能虚弱的孩子，我们要尽量减少肉、蛋、水果、零食、甜点等高耗能食物的摄入。健脾的穴位有很多，小儿推拿主要通过手穴来发挥关键作用，具体的调养脾胃的方法在本章最后两节中会统一介绍。

总之，应对过敏，我们可以从内在找原因，而不仅仅是避开过敏源。

厌食和能吃，都可能是脾虚

说到脾虚，可能有些家长了解一些，知道脾虚的孩子不爱吃饭、吸收不好、长得瘦小、面色差等等。但有些孩子很能吃、食欲好、不挑食，可以说来者不拒，刚吃完饭一会儿就说饿，而且大便很多，好像吃多少拉多少一样。有些家长还会心里乐开花，引以为豪，不一定会联想到脾虚。殊不知，这也可能是脾虚的一种表现，确切地说是胃强脾弱。

为什么孩子已经脾虚了还特别能吃呢？脾胃共同组成人的"后天之本"，胃是腑，主要发挥受纳食物的作用。脾是脏，主要作用是将食物转化为身体需要的各种"营养"。当胃有热，但脾又虚的时候，孩子就容易出现吃得多但运化不了的情况。当然不是所有胃强脾弱的孩子都会拉得多，还有不少会呈现便秘的状态。我们看表面的时候，会看到很多不同的症状，本质还是气虚，即气化功能和气机受影响的问题。

现在，能吃能拉不知饥饱的孩子越来越多，很多都是从小被过度喂养，把胃给撑大的。孩子的胃就像一个被吹大的气球，需要调多久能恢复常态就要看孩子脾胃受伤的情况了。

之前因为不了解孩子的生理特点，过度过多的奶粉喂养把孩子伤到了。孩子看到什么都想吃，什么时候都感觉吃不饱，而且吃了很多还浑身没有劲，不爱走路，爱长痱子，常年湿疹，脾气不好。接触了古法育儿理念以后，通过一年的饮食忌口和健脾推拿，我的努力终于看到了希望。终于有一天，孩子对我说，妈妈我饱了，这句话对别的妈妈来说也许稀松平常，对我来说，太难能可贵了，不禁让我热泪盈眶。健脾以后，孩子不仅可知饥饱，痱子很少有，缠绵不愈的湿疹好了，皮肤变柔软了，孩子变得爱跑了，性格也开朗了很多。

——@熊熊

我是个二宝妈妈，没接触妙手莲华之前，一直以来让我发愁的是觉得小宝体质不好，老生病。我家宝吃得特别多，住酒店早上吃自助餐他能嘴巴不停地吃上一两小时，从各种面包、玉米、饼干、酸奶，没有什么他不爱吃的。那时候觉得孩子能吃真好，不用像其他妈妈那样追着喂。无知真是可怕！在这种情况下，我家小宝的脾胃已经失调了，而我们根本不知道是吃惹的祸。我家阿姨也有个误区，她总觉得孩子看着瘦，老想给孩子吃多点吃胖点儿，但是一吃多就生病，生完病又瘦了，又想给孩子多吃点长点肉，这就形成一个恶性循环。忌口以后，一开始是生病期间严格忌口，后来平时尤其早上少吃，看孩子吃得差不多了就从饭桌旁抱走。同时给孩子健脾推拿，改变慢慢出现了，宝宝开始知道饥饱，一周两周甚至一个多月都不生病了……

——@我不是黄蓉

所以，我们要知道，孩子老觉得饿，不是因为食物真的吃得少，而是脾虚，所吃的食物不能充分被脾转化为"气血"。虽然吃得不少但身体的反应是"营养"不够，总觉得饿，还会吃很多，但孩子面色看上去并不红润，甚至发黄，缺少光泽。这种情况下，千万不要完全顺着孩子的性子，让他使劲吃，因为孩子本身就是脾虚，消化能力弱。如果顺着孩子胃口吃，只能越补越糟糕，很容易"积食"，进而导致脾更虚。所谓"高营养"的荤腥肉类食物，中医认为大都比较难以消化，且容易产生痰浊湿热，损伤脾胃。

对于脾虚引起的吃得多、容易饥饿，要从根本上改善，需要解决孩子"脾虚"的问题。这样的孩子，只要进行一段时间的健脾，就会发现孩子不总是喊饿了，不再一顿吃那么多了。虽然孩子吃得少了，但脸色变化了，身上的肉也长了，个子也高了，也不容易感冒咳嗽了。此外，一定要让孩子细嚼慢咽，劝孩子不要一顿吃得过饱，饮食结构要做调整，减少肉蛋奶的摄入量，可以适当多给孩子吃一些健脾作用较强的食物。

健脾食物清单

　　小米、粳米、锅巴、薏米、西米、南瓜、熟藕、山药、莲子、扁豆、栗子、地瓜、红枣、土豆、胡萝卜、香菇。

 ## 孩子脾气大，不光是性格的问题

中国文字寓意深远，字里蕴藏着各种奥秘，例如脾胃与脾气。孩子的生理特点是脾常不足、肝常有余。

为什么脾虚的孩子容易脾气大、肝火旺？中医认为，肝属木，脾属土，肝主疏泄，与情绪相关，肝木出了问题，会影响脾土；反过来，当脾土虚弱，则肝木也容易出问题，这叫"土虚则木摇"。因为脾虚导致的情绪疏泄方面的问题，现在很常见。其实自然界也存在土虚木摇的现象。包括孩子性格上的一些问题，也和身体有关，比如胆子小、常哭闹，这样的案例我接触不少。有一位妈妈说她家孩子原本比较开朗，因为过度饮食和过度医疗的恶性循环，孩子脾胃功能遭受到严重损伤，孩子变得阳气不足，胆子小，出去不敢和其他小朋友一起玩，甚至到医院检查时，医生说孩子有自闭症的倾向。最后，通过忌口和健脾推拿，孩子的性格变得开朗起来。

肝、脾不和还容易引发抽动症。我曾经指导过上百位抽动症孩子的家长，从给孩子调理脾胃入手，结合其他的一些方法，使孩子抽动症的症状获得很大的改善乃至基本不复发。所以《金匮要略》里提到："夫治未病者，见肝之病，知肝传脾，当先实脾。"这个过程也称为"扶土抑木"。

　　孩子脾虚又能吃，所以总是积食，基本上都是见招拆招，咳嗽推咳嗽，积食推积食，平时做好脾胃保健，大概 6 月中旬突然发现孩子没有抽动症的表现了，有种意外惊喜的感觉。

——@DL

　　我家推脾虚痰聚的方子基本没有断过，孩子有很大改变，不清嗓子了。以前上课总清嗓子，弄得同桌总告老师，老师就把他自己安排一个人坐。昨天放学回家，说老师把他安排和别的同学一起坐，他自己说他非常高兴。

——@AAM

　　我家孩子去年 4 月出现抽动的症状，一直到 6 月都比较严重，清嗓子，动嘴巴，有时候胳膊肌肉也会抽动。7 月初我在牛妈那里学了推拿，同时注意忌口，8 月份就改善很多，现在只是偶尔出现抽动，和吃的关系很大。

——@SYD

此外，有的孩子头发容易向上竖着长，如"怒发冲冠"，家长或许会认为这是有个性，其实是脾虚肝火旺，肝的气机是以升发为主。如果"肝火"太大了，肝气向上太过了，其中一个表现就是"怒发冲冠"，所以头发竖着长的孩子也多是脾虚。消化吸收功能不好，而且脾气急躁、易怒。竖着长的头发，因为脾虚导致气血滋养不足，发质通常也比较差，头发黄、缺少光泽。这样的孩子一般还会有其他的"脾虚"表现，比如食欲不好、挑食、爱趴睡、面色黄、有眼袋、大便不成形或者是干球状等。

护发食疗粥

小米或大米6，山药2、胡萝卜1、红枣1、黑豆0.5、黑芝麻0.5（比例），每周喝五次。坚持1~12个月。（腹泻、大便干燥、发热时不宜食用，生病期间请遵医嘱）

长期便秘治不好，从脾入手疗效高

我发现现在的孩子，有两个病特别常见，一个是长期便秘，还有一个是过敏性鼻炎。

我经常收到这样的反馈，有的妈妈惊讶地发现运用给孩子推拿鼻炎的穴方，孩子的顽固便秘居然好了，还有的妈妈，给孩子调理便秘，发现孩子的鼻炎大为好转。这是偶然巧合吗？其实长期的便秘和鼻炎看似风马牛不相及的两个疾病，却存在着紧密的内在关联。

先说说过敏性鼻炎。过敏性鼻炎并不是单纯的鼻子生病了，而是体质、身体出现问题后在鼻子上的反应，主要跟肺、脾、肾三脏有关，鼻为肺的外窍，肺主管鼻子的功能，鼻子生病了通过调理肺，并辅以强壮脾肾的功能即可改善，如《灵枢·本神》提到"肺藏气，气舍魄，肺气虚则鼻塞不利，少气"。《素问·五脏别论》也提到鼻炎和肺的关系："故五气入鼻，藏于心肺，心肺有病，而鼻为之不利也。"前面提到了脾肺的关系，我们可以通过健脾的方式来提升肺的功能。这方面的案例我们积累得比较多，临床上效果也非常显著。

那长期便秘和脾又有什么关联呢？从中医角度来说，人体运转的气机，尤其是大肠的传导作用，有赖于脾升胃降功能的正常发挥，如脾气不足，清气不升，精微不布，胃和肠道的津液都会亏虚。此外，脾气不升，则胃气不降，肺气的肃降功能也会受影响，而大便的传导有赖于胃气的下降和肺气的肃降。如《医经精义》云："大肠之所以能传导，以其为肺之腑，肺气下达，故能传导。"所以，脾虚的孩子，无力将津液输送到大肠，且无力推动大便的排出，这样的孩子往往身体问题很多。

脾虚导致的便秘，我们会观察到一个特点就是孩子每次拉大便都很费劲，甚至全身冒汗，而拉出来的大便却不干。因为脾气虚了，身体没有足够的力气将大便排出。这类小朋友往往还伴有其他脾气虚的现象，比如脾胃比较差，有点胆小，不爱说话，在外面多玩一会儿就喊累，平常容易感冒生病。

这样的孩子尤其要注意饮食，不能用水果通便的方法，这样特别容易伤到脾胃和肺的功能，导致病情进一步加重。

我的外孙女现在5岁，由于在六七个月添加辅食时，将脾胃给吃坏了，造成了恶果。以致当时的宝宝，不爱吃饭，大便干燥，几乎看病成了常态，终日与药为伍。当时从外形上看只剩下皮包骨，面黄肌瘦像个非洲小难民。再加上不知道脾胃的养护方法，大便干燥香蕉火龙果吃起来，加强营养肉蛋奶吃起来，导致孩子脾虚越来越严重，生病越来越频繁，每月一次的感冒发烧，总是如期而至。好在结缘中医古法育儿理念后，开始身体力行，从那之后，便秘好转，宝宝现在也长肉了长高了，也爱吃饭了。

——@园园姥姥

我家宝宝从一岁开始，山根发青、大便干燥，经常感冒、咳嗽、肺炎，住院、吃药、吊针是常事。为了通便，吃了大量的寒凉水果、蔬菜。在一些医生的建议下喝生黄瓜汁，可怜的宝宝吃什么拉什么一点都不消化！地图舌反复出现，想起来很心疼也很辛酸！生病——吃药——好转，就这样恶性循环两年多。我们紧张得就像走钢丝，不知哪一天宝宝又要出状况。现在回想起来，过度医疗、过度喂养是与中医古法育儿理念相违背的。我们在爱孩子的同时，也在不知不觉中让孩子受到了许多的伤害。过度医疗伤了孩子的身体，过度喂养伤了孩子的脾胃！有幸结识到牛妈古法育儿理念，宝宝的体质变好了，生病频率降低了，便便变软变黄了，而且排便规律了。看到宝宝的身体状况有了明显的变化，我这个姥姥可开心了！

——@微子

 ## 从气、气化和气机看脾于养育的意义

《黄帝内经·素问》里讲"余知百病生于气也"，值得我们细细体悟。虽然《内经》是从情绪的角度来讲解气机对疾病的影响，但通过这句话，我们就可以感悟出养育孩子的诸多道理。其实我们并不缺乏方法，不缺乏信息，我们周围有太多的专家和育儿书籍。我们缺乏的是对于生命的认识、健康的认识、疾病的认识，以及取舍信息的智慧。

养孩子，不外乎从气和气机入手。

就我的理解来说，我们就像一棵树，从地上扎根往上去长的时候，我们会有先天的这个根，根基，也就是我们的祖先透过我们的父母，然后传承给我们的先天之炁（气）。这个先天之气是我们很难随意补进的，只要我们不消耗它，就是对它最大的补。先天元气虽然禀受于父母，但如果后天失养，就很容易耗散，不能尽天年而去。正如李东垣在《脾胃论》中说："元气充足，皆由脾胃之气无所伤，而后能滋养元气。"所以我们的孩子这一辈子都走多久，先天之气至关重要，而后天之中，脾胃至关重要。脾胃衰，则元气衰，元气衰，则疾病生。

这个根基打好了以后，我们往上去长到树干的时候，非常关键，树干是连接根及叶的部分，这部分的这个气就像人体的中焦之气，也就是我们通常所说的中气。中气大部分由脾胃生化而来，它实际上要把五脏之气都充满，所以这部分是我们的后天之本。如果把脾胃伤了，我们就没有办法从这里来化生中气，滋养我们的五脏。

再往上长就是叶子和花，像我们的心肺功能，肺像叶子，心脏像花，通过肺从外界吸入的清气，结合脾胃运化的水谷精微之气，就形成宗气。宗气又分营气和卫气，这营卫之气能对我们整个体表提供很好的保卫和营养作用。

对于元气我们难以进行补充，对于肺吸入的清气，我们也很难左右。我们最能影响到的就是中焦之气。我们刚才也说了，宗气也需要脾胃之气去带动，如果不损耗先天之本，脾胃源源不断化生的这些气，就会供给我们后天的生活、劳动、工作，所以我们对中焦之气要特别重视。

清代沈明宗在《金匮要略编注》说："五脏六腑之血，全赖脾气统摄。"从这个角度来说，人能不能长个、长肉、有精神、有力气，各个器官能不能正常发挥作用等都和脾胃有莫大的关联。如果一个人脾胃功能好，气血充足，那么五脏、六腑、九窍、四肢百骸就能正常发挥功能；如果脾胃功能不好，那么分到各个地方的气血就会不足，很多功能就会受损。

再从气机来看，处于中焦的脾胃功能，能带动其他脏腑之气升降出入。脾胃是气机升降之枢纽，脾气往上升，肝气、肾气就随之上升，胃气往下降，也带动着心气和肺气往下降。**所以中焦之气的升降出入带领着全身之气不停地升降出入，只有这样，人才能得以健康成长。**

所以脾是我们的后天之本，它通过这股上升的力量带动着所有脏腑的气机运转起来。如果说其他五脏六腑是推动身体运行的车轮，那么脾就是牵引车轮前进的车轴。而一旦脾受伤了，升不起来了，就好像车轴转不动了，其他脏腑也都没有活力了。

总之，无论是增加"气"的来源还是调畅人体的气机，脾都是不可忽略的一环。所以《幼科发挥》里提到："胃者主纳受，脾者主运化，脾胃壮实，四肢安宁，脾胃虚弱，百病蜂起，故调理脾胃者，医中之王道也，节戒饮食者，却病之良方也。"

 脾胃功能自查

既然脾胃功能如此重要，我们就需要明白哪些症状是在提示孩子的脾胃可能出了问题，这样就能在日常生活中去观察。《灵枢》中讲：

"视其外应，以知其内脏，当以观外乎诊于外者，斯以知其内，盖有诸内者，必形诸外"，意思是，人的身体内有了毛病，会在身体表面显现出来。那么我们先来看一下**脾胃功能自查表**（详见下面表 A 和表 B），大家逐一对照，就可以知道自己的孩子脾胃功能到底如何了。

脾胃功能自查表A
——如何从头到脚评估孩子的免疫力

观察部位	观察内容	观察结果
头发	缺少光泽、发黄、打绺，有斑秃	
面色	面色㿠白或者发黄	
	脸上容易有白斑	
	口周鼻周额头发青，山根有青筋	
眼睛	易近视、远视、弱视、散光、斜视	
	有黑眼圈或者下眼袋，下眼袋红紫青黑或者无颜色	
	眼白容易发蓝或者有蓝斑、黑点	
	睡觉时眼睛漏缝	
	倒睫毛	
	积食时容易长麦粒肿（脸腺炎）	
嘴巴	口气重，有酸腐味，舌苔白厚或黄厚	
	水滑苔，口水多，地图舌	
	容易得口唇炎、口腔溃疡，嘴唇容易干燥起皮	
皮肤	粗糙干燥、黯淡、有皱纹、色素易沉着	
	湿疹，或者皮肤经常长一些疹子	
指甲	分层或干裂	
四肢	四肢瘦弱不发达，肌肉松松垮垮	
体型	身体瘦小或肥胖	

脾胃功能自查表B
——如何从日常生活中观察孩子的健康

观察分类	观察内容	观察结果
饮食	厌食或特别能吃但不长个	
睡眠	不踏实，爱翻滚，爱趴睡，撅着屁股睡	
	咬牙磨牙	
大便	大便前干后稀，大便溏稀或呈干球状	
	长期便秘或长期腹泻	
	大便粘马桶	
体质	体质差，容易感冒、生病	
	免疫力低，生病不易好	
	易得过敏性疾病，如胃肠道过敏、鼻炎、哮喘咳嗽	
	易出汗，动则汗出	
	易吐不消化食物或奶瓣，气味酸腐	
	易患呼吸系统疾病	
	易患抽动症	
	精神、体力不好，不愿意走，老想抱	
	行住坐卧力气不足，易脊柱侧弯	
	如果脾虚，易患各种疾病，也容易累积成大病，例如自闭症等	
性格	爱发脾气，胆子小，脾气大，常哭闹	

　　总的来说，如果孩子出现了以上诸多的症状和体征，基本就可以判定孩子有脾虚的问题。当然，人是一个复杂的系统，以上症状也不排除其他客观原因而引起，需要结合具体的情况综合判断。但从我们接触的案例来看，大部分孩子的问题都可以从健脾入手。家长需要重视孩子脾胃功能状况，并从日常生活中去调整改善。

脾胃功能自查表上列的症状，只是脾胃功能受损后的常见表现，不代表全部。除了之前分析过的症状外，孩子是不是脾虚，我们还可以从以下几个方面去观察。

早上醒来，可以闻闻孩子嘴巴里有没有口气。如果喂养不当，饮食超过了孩子的脾胃运化能力，往往就会形成口气；还有就是饮食相对正常，但是**孩子嘴巴里老是有口气，伸出舌头一看，经常是舌苔白白的一层，那就说明孩子的脾胃功能比较弱**。我们可以想象一下，人体内部的温度是37度左右，如果食物进入人体以后没有被充分消化，就像一碗饭大夏天放外面，而没有冷藏，就很容易馊掉，发出那种酸腐的味道，甚至是发臭。这个酸臭的味道往上走就是孩子的口气，往下呢，就是孩子的大便味。

脾虚了以后，很典型的一个特点就是大便不畅，前面干后边细软，大便稀溏或呈干球状。小孩子的长期腹泻和长期便秘都与脾胃有关系。消化功能不好以后，孩子就容易呕吐，吐出不消化的食物或奶瓣，气味酸腐。

厌食或特别能吃但不长个也是脾虚的表现。脾虚后身体也会呈现两个极端，要么因为缺乏气血的滋养而干瘦，要么因为脾胃运化过程中的中间产物过多，导致体内痰湿堆积而肥胖，这种胖不代表孩子身体壮，而是虚胖。

很多孩子睡眠不好，不踏实，爱趴着睡，甚至撅着屁股，咬牙、磨牙，在床上三百六十度打滚转圈，都和孩子脾胃功能失常或喂养不当有关。如果发现孩子睡觉时眼睛漏缝，那就更得注意了。

还有一些孩子，**不爱走路，动不动就要妈妈抱，其实不是孩子懒，而是脾胃功能弱，气不足，所以体力不好。**群里有不少妈妈都会反馈，健脾以后，孩子从以前老是要抱的模式自动转为自己走或者奔跑。

听课之前我都不知道孩子为什么头发会长成阿童木的样子，甚至给她拍了两张照片，觉得很好玩。当时真的很无知，听了老师的推拿课，我才明白了孩子头发竖着长、趴着睡觉等这些症状到底在提示什么。回想孩子六个月后，为了补充营养给宝宝加各种果泥、肉泥，到后来的高汤煮面条，一天一根香蕉。宝宝脾胃大伤之后我还继续给她吃很多肉，肉生火，导致她胃火更大，脾虚，脾湿肝火旺，肾也不好。孩子的表现就是，常年在膝盖窝、胳膊肘处起湿疹，屁股上也容易起。特别容易感冒，一感冒就是一个月，容易积食发烧，眼睛里有蓝斑，脸上有白斑。关于眼睛蓝斑问题，我当时还以为是虫斑，专门买了澳洲驱虫巧克力，吃完还是有蓝斑。老师说现在娃娃肚子里的农药比虫子都多，哪来的虫子啊！原来也是脾虚导致肌肤失养！中医往往是我们很多人不到万不得已不想去碰的那部分。很多人冠之以伪科学，就连我学过中医的老妈，在宝宝生病的时候也是以西医的方法给我寄药的。虽然在学习中医知识和小儿推拿的路上我才刚起步，至少通过古法育儿的实践，孩子各方面都在改善。我现在遇病也不再慌乱迷茫，我坚信要想孩子幸福就给她一个好脾胃。也希望天下的妈妈们都能给宝宝一个好脾胃，让他们少生病，更快乐地成长！

——@ Sharonwang

2014年国庆节，宝贝五月顺利降生。但刚出生下来五月特别丑，而且，有个白白的小鼻头，体质不太好，现在想来，是因孕期母体摄入太多寒凉食物导致的。但在当时，自己的认知体系中，只有"多吃水果孩子皮肤好"这句话（此处省略一千字懊悔文字）。经历孩子生病的无助，2015 年 5 月份和一大家子人浩浩荡荡地奔北京去接受儿推的洗礼。回来后坚持每天推拿脾阳虚一次，十多天以后，五月最大的变化是有力气了，出去玩不会让抱着，开启奔跑模式，大便从不成形变成香蕉便，不干不湿。

——五月妈咪 @ 方小强

以上种种现象，并不仅仅是理论层面的分析，我们接触了太多的案例，或多或少都会存在以上的问题。而我们在实际临床应用的过程中也发现，即便不去针对各个疾病调理，单单通过健脾，孩子的很多症状就基本能迎刃而解。

《内经》中的养脾智慧

《黄帝内经·素问》里提到："中央黄色入通于脾，开窍于口……其味甘，其类土……其臭香。"这一段话，总结了养脾中非常关键的几个层面。

首先，黄色可以入脾，大家可以去感觉一下黄色的这个气，波长适中，不像红色那样浓烈，也不像蓝色那样沉静，蕴含着生机，充满希望和活力，就像大地。黄色和脾的气是共振、共鸣的，能调动脾的消化吸收功能。所以，我们为什么给刚生产的脾胃虚弱的妇女用小米粥来滋补，就是这个道理；而且对于身体虚弱的人来说，五谷更容易消化。锅巴也是很好的健脾消食的食物，把大米炒焦以后煮成的粥和米汤都可以助消化，略带焦黄的烤玉米饼或馒头片都是孩子不错的小零食，可等凉至室温时再吃，不容易上火。

"其味甘"是说，**真正养脾的味道是甘淡**。脾开窍于口，孩子如果脾气足的话，食欲旺盛，口味敏感，可以品尝到食物本有的清香；如果脾气不足的话，则食欲减退，纳谷不馨，口淡无味。"甘"就是食物里面天然的甜，比如我们慢慢咀嚼米饭或者馒头时，就会尝到一种粮食特有的甜味和清香。麦芽糖就是用天然的粮食做成的，天然的甘味特别养脾。有些妈妈会说，我家孩子食物里要是不放那么多调料就没胃口啊。其实**过多的调料调用人的元气。孩子如果口味重就说明他的脾胃功能弱，品不出味道来，需要靠口味刺激**。所以孩子越是脾虚，我们越是要减少调料的刺激，让他常吃甘淡的食物。这样不仅可以健脾，亦可节省元气，可以长寿。其实孩子的味蕾非常敏感，有研究表明：成人感到咸味时氯化钠的浓度是 0.9%，而婴幼儿感到咸味时，其浓度为 0.25%，不到成人的 1/3。蔬菜和水果中的天然味道就很鲜美，而这些食物也含有足够的盐。给孩子备餐时，千万不要以成人自己的口味作为判断的标准。

"其类土"是说脾胃类似于大地的功能，**我们要让孩子多接触大地，借助土气来补养脾胃**。其实我们在第一章里也强调了孩子接触天地的重要性。有没有发现小孩天性就喜欢玩泥巴、玩沙子？因为孩子的脾气需要地气的滋养，所以我们应该让孩子多接触土地，不要怕脏。不仅玩泥巴可以健脾，适当多吃土里长的东西，也可健脾。你看那些健脾的食物，比如山药、南瓜、红薯，都是相对土气比较多的食物。

"其臭香"，"臭"字读 xiù，与"嗅"同音，有气味的意思。这句话意思是香味入脾，香可醒脾，香可燥湿，亦可让脾舒畅。"香"的本意是指五谷的香。"香气醒脾"，所以饭菜香会开胃，再一次说明了五谷在健脾方面的重要性。需要注意的是，吃饭不要太过精细，每次可以添些粗粮，但不要给孩子吃得太多太杂，一次不要超过三种，不然难以消化吸收，可以隔天更换五谷杂粮的种类。适当给孩子吃一些健脾的食物，比如麦芽糖、八珍粉等。居住环境也可以香薰、挂香囊、燃香等，但注意一定要用天然材料，浓度适中，否则会起反作用。

现代人关注孩子的健康，往往从细微指标处着手，比如是不是缺钙呀，有没有缺铁、缺锌，然后去补相应的微量元素。当然，我并不反对微量元素的重要性，但提醒各位家长注意的是，**脾胃的吸收运化能力才是保障身体健康的根本**。家长须注重正确的喂养、充足的夜间睡眠和户外活动等，只要养护好脾胃，就不必担心微量元素及营养的缺乏。

 ## 简易健脾法

很多妈妈在生病后会向我求一个推拿的方子来解决孩子的某个疾病。通过上面的分析，我们就可以真切感受到，病从哪里来，又会受到哪些因素的影响，为什么外在的方法都只能是一个助缘。真正的改善要从自身去改变，在生活中落实。

所以，没有系统学习过古法育儿理念和小儿推拿的人，一般我不会给传统推拿方面的建议，因为我知道我即便给了方子，收效也不会太持久或明显。**虽然小儿推拿的效果很好，如果妈妈的思想不改变，养育方式不改变，那么只是暂时解决问题或者缓解问题，今后还是会有一个很大的力量去拉扯，让孩子的内在失衡。**

此外，很多人对于小儿推拿会有一个误区，认为一个疾病对应着一个固定的方子，其实严格来讲并不是这样。比如发烧，有受寒、积食、惊吓等原因，那么调的手法和穴位都不一样。再比如腹泻，如果是因为脾虚引起的，我可能会用补的手法；如果是因为体内湿热过重引起的，我就会以泻的手法来止泻，因为要给病邪一个出口，否则容易关门留寇。可见，同样的病会有不同的处理，这就是同病异治。再次强调，**中医应对疾病的智慧，是透过现象去看本质，是调常而非治病。**

　　再者，每个人具体的情况是不一样的，即便是同一个人，同一种疾病，也会根据疾病发展的不同阶段去调整推拿的方子，这才是正宗的小儿推拿。手法看似简易，实则要求严格。如果手法做不到位的话，效果也大相径庭。所以，在这本书里，我更多会给一些思路和一些对手法要求不高、相对好操作的穴位，供大家参考。

　　小儿推拿对脾胃养护这一块有非常大的优势，因为无论食物还是药物，都要经过脾胃的运化来吸收，而小儿推拿能够不经脾胃运化，直接通过特定穴位作用于脏腑，在人体"气"的层面去补泻，去调理，然后促进人体的内在平衡，对脏腑机能尤其是脾胃功能有一个良好的改善。因为体穴有双向调节的作用，不涉及辨证和太复杂的手法，没有系统学过的家长可以通过按揉图5到图11所示的体穴来给孩子保健：**推胸降气30次（下），横搓中脘30，顺摩腹30，按揉足三里30，捏脊7，揉肝、胆、脾、胃、俞穴适量，搓四肢。** 也可以用董氏特效穴里的**健脾穴（图12）、四花穴（图13）** 来辅助调理，可以参考《图解董氏特效穴》一书。

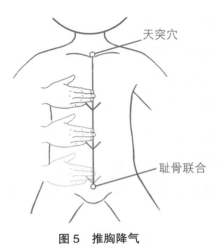

图 5　推胸降气

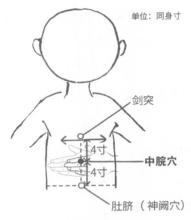

图 6　横搓中脘

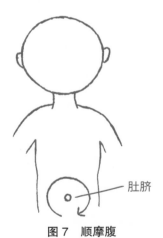

图 7　顺摩腹

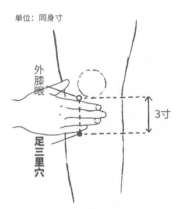

图 8　按揉足三里

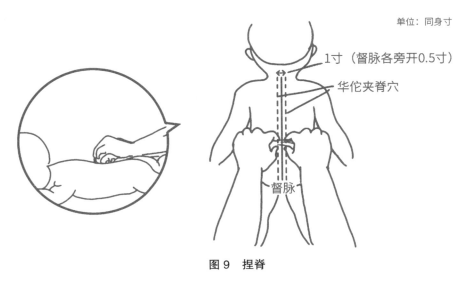

图 9　捏脊

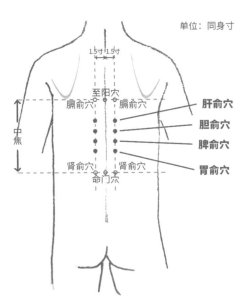

图 10　揉肝、胆、脾、胃俞穴

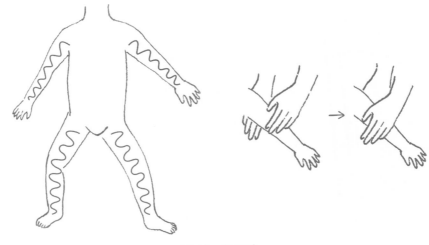

图 11　搓四肢

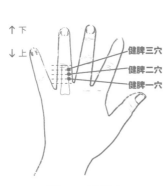

图 12　健脾穴

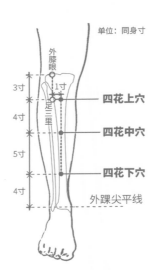

图 13　四花穴

　　此外，前面强调了肝和脾的关系，我们还可以通过疏肝来调脾。有一位老师教过我一个特别简单易行的方法，但是需要大家去坚持。这个方法经过数千位妈妈们的实践验证，对于改善情绪、提升睡眠质量、促进生长发育有非常好的效果。下面我简单介绍揉地筋（图 14）这个方法。

大人孩子都可以揉，把足趾向上翻起，就会发现一条硬筋从脚底浮现出来。**按摩这条硬筋，把它揉软，会有疏肝健脾的功效。**给自己揉的时候可以将脚底面向自己。为什么小小的动作会有这么神奇的功效呢？《黄帝内经》讲"肝主筋"，筋就是人身体上的韧带、肌腱部分。很多病症，说不清原因，但都可以遵循一个原则，那就是从筋论治。

另外，中医早就有"上病取下，百病治足"之说。从全息来说，头痛医脚是非常有道理的说法，经常按揉足部对孩子的大脑发育非常好。其实，脚，行气血，联脏腑，通内外，五脏六腑在脚上分别都有投射区，全身许多疾病也都可以从脚上来调理。所以，这个疏肝健脾的揉脚功不可小觑。

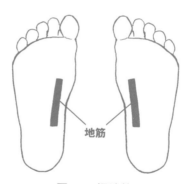

图 14　揉地筋

前面谈到了很多小儿常见的疾病，如果我们真正知道整个病到底是怎么回事，就会在哪个层面去调节孩子，那么我们的取舍智慧就会被打开。当我们知道脾胃作为后天之本的重要性的时候，我们就会更深刻地明白人的情绪饮食起居等对于人体的作用，就会知道如何去把握这个度，把握中道，在滋养和反噬中找到平衡。

尤其是现代人最注重的饮食这块，其实**吃什么高营养的食物不是最关键的，合适的才是最好的。**养育孩子亦是如此。

这并不是我的一家之言，而是源于老祖宗总结的智慧，以及群里众多妈妈的案例验证。

牛妈的古法育儿理念对我影响特别大，让我的思路开始通达。原来中医并不仅仅是指中国的医术，中医的"中"是指中和之道、阴阳之道。中医是在"道"上求方法，跟《易经》的阴阳之道更是一脉相承。比如我过去常用的水果调便秘的方法，只考虑了水果通便的效果，而我过去怀两个宝宝期间，深受"多C多漂亮"的广告语的影响，吃了大量水果，丝毫没考虑水果的寒热属性对身体的影响。直到这时我才找到儿子生下来就脾虚的真正原因。所以中医是一种整体思维，是帮助身体找到阴阳平衡的一种方法。我这才发现我过去思路太局限、太单一，这使我看待事物有了新的视角和判断标准。真的难以想象以前的日子，大儿子从两岁半到四岁半近两年便秘史，几乎不主动排便。回顾这段便秘史，深深感受到，出来混迟早要还的。这句话就是说，你迟早要为你的任性和无知付出代价。

——@可可＆佑佑妈妈

我的二宝从八个月开始出现了缠绵不断的感冒、咳嗽，基本是感冒一次要两个月才能好，隔了不到一个月又开始了，反反复复。这个状况持续了将近半年，这期间中成药不断，做雾化，吃顺尔宁，喷辅舒酮，各种手段都用上了。看着这么小的孩子反复生病，还要这么频繁地用药，我一直反思自己的喂养方式可能是出了问题。这时非常幸运的是我结识了妙手莲华，本来是想通过儿推改善二宝的体质，但真正接触了育儿理念后，为我打开了育儿路上的一扇新的大门。才发现二宝的情况原来和我的过度喂养有很大关系。老师首先给出了忌口的要求，再通过儿推，很快就推好了二宝缠绵了很久的感冒咳嗽。现在二宝非常活泼开朗，身体也比之前壮实了，一旦感冒了，就马上用儿推调理，原来一到两个月的病程已经缩短到了一个星期。

——@ 奕宝妈妈

学习过儿推，才真正明白老祖宗的智慧！吃饭、穿衣、日常养护都有大智慧！我的孩子早期被各种试验，孩子肉蛋奶各种搭配吃，营养非常丰盛，却越来越容易生病，积食、感冒、鼻炎、便秘……我一直在反思，直到参加了儿推班，才真正明白不是吃进去的就能变成自己的，只有脾强大了，才能把它们运化吸收！五谷杂粮种子蕴含的勃勃生机妥帖地抚慰了我们的五脏六腑！越学习越明白**生病不是简单的物质层面的问题，身心灵的健康统一和谐，才是真正的健康**！感恩，谦卑自然能承接天地之间的大能量！愿天下的宝宝们都健康快乐成长！愿小天使的守护者们也不断提高自己的状态，从容修育儿之路！

——@ 荷花妈妈

我家那个以前肉蛋奶水果全部都吃，可是两个月没长。这些全停了以后，只吃面粥蔬菜，养了一个多月反而长了一斤。孩子脾胃弱的时候，吃再多肉蛋他也不吸收，反而还可能造成脾胃更大的伤害。

——@ 郎朗

这样的案例还有很多。大道至简，因为至简，很多家长反而很难去相信、去坚持。不少家长直到撞得头破血流，直到没有办法，才会转变方向从古法育儿中寻找出路。但是我真心希望大家能从这些真实的案例解读中明白一些道理，真正看透疾病的根源和调理的关键。

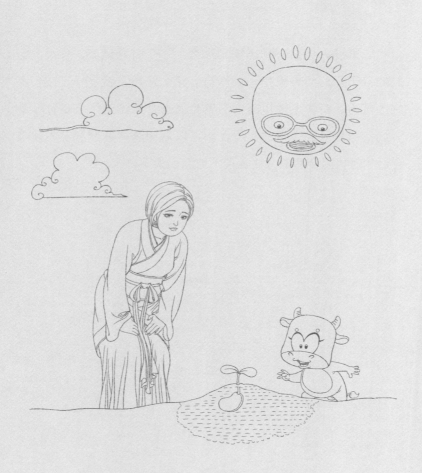

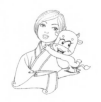

　　如果说人生是一场历练，那么生一个特别健康、俊美、智慧的孩子，对父母更是一场修行。这个修行，就是修正我们不好的行为。备孕之道也暗含着养生之道，无论对于准备怀孕的夫妇，还是已经生育的父母，都可以从中获得智慧和启发，在合适的时机以合适的方式，传承给我们的下一代。

阴阳交感，是万物化生的基础

关于生命的产生，《易经·系辞下传》里说："天地氤氲，万物化醇。男女构精，万物化生。"

"氤氲"指的是天地处在一种混沌的状态。"化醇"的意思是变化而和厚。这句话是说天地之间阴阳相互作用就化生出万物。万物产生的前提条件是阴阳交构，有了阴阳交构，才会有天地万物生生不息的本性。两性交感，两精相合，物种生命代代相传。在余和群先生的《文字之道》里，就提到了"人"这个字，一撇一捺代表一阴一阳，即蕴含着人是天地阴阳化生的产物。没有阴阳的交感运动，就没有自然界的一切生命。

万物，包括人的化生虽然源自阴阳交感，但同时还要以阴阳和谐为基础。

也就是说，只有在阴阳两者处于一种协调状态时，阴阳交感才能发生，这就是老子所说的"冲气以为和"。《管子·内业》亦说："凡人之生也，天出其精，地出其形，合此以为人。和乃生，不和不生。"说明阴阳和谐的重要性。这个阴阳和谐不仅仅体现在父母自身的阴阳和谐，还包括父母双方的阴阳和谐，以及天地之间的阴阳和谐。

《竹林女科证治》："求嗣之法，不越乎男养精、女养血两大关键。

盖阳精溢泻而不竭，阴血时下而无愆。"男子的精、女子的血是怀孕的必要条件。除了必要条件外，还需要"阳精溢泻而不竭，阴血时下而无愆"。意思是男子的精子要源源不断、十分充足；而女子的月经不能过期，也不能提前，要按时而下，只有经期特别准，排卵期才会准。这样，人才可以怀孕。

所以，想要生育一个健康、聪明、漂亮、有出息的好孩子，备孕不光是妈妈一个人的事情，需要男女双方同调。怎么去调，后面会具体讲到。

 ## 亲近自然，调畅气机

前面我们反复提到"气"和"气机""百病皆生于气"，其实无论是心理还是生理上的疾病，基本都是"气机"的一种失常。

> 余知百病生于气也，怒则气上，喜则气缓，悲则气消，恐则气下，寒则气收，炅则气泄，惊则气乱，劳则气耗，思则气结。
>
> ——《黄帝内经·素问》

所以我们可以从"气"的角度入手来调畅气机，从而调理我们的情绪。比如通过汤药、弹琴、唱歌、画画或者直接的情绪疏导等方式，这些我就不多说了，大家可以结合自己的兴趣来尝试。下面分享我个人的一个体会，那就是把自己放到大自然中去，让大山大水的能量调整自己的身心。

为什么亲近自然可以调理情绪呢？天地之气不同于五谷之气，是人体生命活动的最大能源。因此很多修道之人会住在大山里，在那里可以采集天地之精华。山上清风，松间明月，光是想想这些美好的景象都能感受到一种令人安定的气场。

人体是一个开放的系统，在松静的状态下，慢慢深呼吸就能体会到人和天地精微之气的交换：在呼气时，整个身体是在把体内的气向外排，即把人的气释放到天地；在吸气时，实际人是在通过全身毛孔吸收天地的精微之气。这一点可能很多人都不知道，就是**人不仅仅是通过口鼻来呼吸，人身体的每个汗毛孔都是可以呼吸的，而且正是它们吸取着天地的精华**。环境对养生的重要性是不言而喻的，这就是为什么人在空气清新的深山老林里会把痼疾养好的道理。

记得我在怀孕前的一年就是在外面游山玩水，那时去了四川和西藏，把自己放飞到大自然中，感受那里的蓝天碧水和古朴的风土民情，心情十分舒畅。相信很多朋友都会有这样的切身体会，不管遇到多烦恼的事情，只要投入大自然的怀抱，哪怕只是静静地待一会，看看海，看看蓝天，看看茂密的绿树，心情就能恢复平静。因为和我们人类比，**大自然有着很高的能量，只要我们亲近大自然，能量就能提升，心灵也能得到疗愈**。

即便工作压力再大，我们也要尽量调配时间，让自己先松下来，给自己一点与大自然、与内心相处的时间。

此外，我们可以通过按揉身体上的穴位，来调畅气机，效果也非常显著。群里很多妈妈都有体会。在这里和大家分享一个让心情变好的穴位——**小绵羊穴**（图15），学名叫木穴。为什么称之"小绵羊穴"呢？那是因为我们的学员用了以后，发现自己烦躁的心瞬间变成小绵羊那样柔顺。伸出你的一只手（左右手皆可），手心朝上，找到食指第一节（离手掌最近的一节），尺侧（小指那一侧）贴骨三点即是，也可以沿着骨缝来回揉。大家可以自己体验一下，效果非常不错。

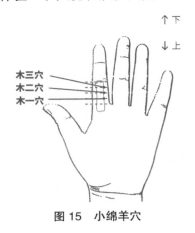

图 15　小绵羊穴

 # 不孕，也是人体的自我保护

不孕，就像孩子的发烧、感冒、流鼻涕一样，很多时候是我们人体的保护机制，身体在用不能怀孕的方式提醒我们，身体有问题了。这个时候，**需要想办法改善身体内环境，而不仅仅是通过试管婴儿等"高科技"来强行"种植"**。不避寒凉而导致宫寒引起的不孕不育很多，就好像一块土壤，温度达不到，里面的种子就不会发芽，所以女性一旦宫寒，就很难受孕。

这个时候，即便我们去尝试试管婴儿，这个小生命最终还是需要回到准妈妈的肚子里继续孕育。如果准妈妈不着手改善身体体质，原本贫瘠的"土地"就会进一步耗损，因为"种子"的生长发育必然会消耗"土地"的养分，于是"土地"会更加贫瘠。另一方面，"土地"的养分不足，也会影响"种子"的生长发育，这样既导致母体雪上加霜，又易造成孩子先天不足。

很多孩子生下来山根发青，青色在中医来说，代表痛证、寒证。山根有青筋的孩子容易出现消化系统的各种问题，比如厌食、呕吐、腹痛、腹泻等。《幼幼集成》也提到："山根，足阳明胃脉所起。大凡小儿脾胃无伤，则山根之脉不现。"

还有一些孩子，生下来从后背到臀部一片发青，而且久久不消退。有些妈妈就会问我，我家孩子后背发青，为什么两三年都没有消退？西医一般会称后背的青色为"蒙古斑"，认为这个斑与人种有关，是先天带来的，也没有什么危害，一般无须治疗，也无预防的必要。而从中医角度来看，蒙古斑也是一种阳气不充足的表现。人的督脉、足太阳经是两条汇集人体阳气的重要经脉，它们循经过背部、臀部。所以，蒙古斑在中医来看，反映孩子的阳气较弱，尤其是肾阳偏弱。

此类宝宝的妈妈，大部分都有宫寒，主要表现就是手脚冰凉、容易劳累，很多痛经严重。想知道自己有没有宫寒，最直接的一个方法就是摸摸自己的小腹，是不是温度较低。子宫如果寒冷，就像在冰库里种子不容易发芽一样，所以宫寒的女性结婚以后一般不容易怀孕，怀孕则容易流产。即使努力生出来的孩子，这个孩子也容易体寒，阳气不足，体弱多病。

宫寒是怎么引起的？有些可能是因早产、流产导致阳虚，而产生的虚寒，但更多的宫寒是由于不良的生活习惯日积月累形成的。现代女性有很多会导致宫寒的不良生活习惯：穿露脐装、低腰裤，天冷了仍然穿暴露膝盖、脚踝的服装。很多爱美的女孩子可能不知道，腹部的神阙穴（肚脐）和对面的"命门穴"（图 16）是必须层层掩护的地方。这两个部位如果平时不加以保护，时常露在外面受风着凉，除了引起宫寒，还会引发月经不调、痛经、不孕、不育、内分泌失调等诸多问题。

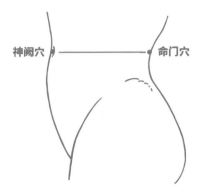

神阙穴 —————— 命门穴

图 16　神阙和命门穴

这些不良的日常习惯还包括在夏天过度使用空调，甚至在经期还吹空调，贪食冰激凌、冷饮、酸奶等寒凉食物。很多女性认为水果不仅有营养还能美容瘦身，所以过多地吃水果。其实从中医角度看，大多数水果都是"凉性"的，尤其是梨、香蕉、西瓜、猕猴桃、火龙果等，过多食用会耗损阳气，形成宫寒，出现小腹冷，腰部、手足容易冷，白带多，痛经等症状。

在《外经微言》一书里还总结了很多导致不孕的其他疾病，如"男不能生子者有六病，女不能生子者有十病"，在这里不再细说，感兴趣的可以翻阅相关古籍去了解。

因为大部分宫寒是贪凉所致，因此也可通过改变不健康的着装、饮食习惯进行调理，具体可以把握以下几点：

宫寒调理

1. 要远离"美丽'冻'人"的衣着，尤其不要让包括小腹、腰部和双脚在内的下身受凉。春夏之交不要过早暴露双腿，如果穿裙子，最好穿厚羊毛袜打底，以防寒从脚下生。

2. 少吃寒凉性的食物。吃东西不仅要看食物温度上的冷热，还要看性上的寒温，要适当多食用温经暖宫的食物，如核桃、大枣、花生、生姜。月经期间、产后、哺乳期也要注意避免过多接触寒凉之物，如经期女性不要冒雨涉水、坐卧湿盛之处。

3. 避免过度使用空调。夏天能不用空调就不用，就算开空调最低只可调到 27 度为宜。

4. 多运动。中医有"动则生阳"之说，即运动可以改善体质，每天要保证半小时的运动锻炼时间。

5. 泡脚。平日多用生姜或艾叶煮水泡脚，此外，还可以用艾绒肚兜温暖中焦，从而改善宫寒状态。

择时，阴阳和谐是根本

如何生一个智慧又健康的孩子作为我们家族的传承，这件事绝对不是随随便便，而是有一定规范的。**在父母同房的时候，天地这么大的一个磁场，对于孩子和父母来说影响是非常大的，所以我们选择合适的天地之气是非常重要的。**

时间上，首先要避开极端的天气、自然灾害的日子。为什么呢？

人生于天地之间，就会和天地之气相感应。天地间有六气即风、寒、暑、湿、燥、火，是正常的气候变化，能够滋养我们。但是六气变化得太过了，超过了一定的限定，六气就变得对人体有害，成为致病的六淫，淫就是过分的意思。如果在异常的天地之气中同房就会扰乱心神，打破人体的阴阳平衡，发生气血逆乱，影响男女双方的身体健康，自然对孩子也不好。

《备急千金要方·房中补益》《幼幼新书》《景岳全书·妇人规·子嗣类》中对于这方面有很多论述，大家可以仔细读一下下面的原文：

> 交会者当避丙丁日，及弦望晦朔，大风大雨大雾大寒大暑，雷电霹雳，天地晦冥，日月薄蚀，虹晲地动。
>
> ——唐·孙思邈《备急千金要方·房中补益》

> 天之德，地之气，阴阳之至和，相与流薄于一体。惟能顺时数，谨人事，勿动而伤，则生育之道得矣。
>
> ——《幼幼新书·论初受气第十》

> 惟天日晴朗，光风霁月，时和气爽及情思安宁、精神闲裕之况……于斯得子，非惟少疾，而必且聪慧贤明。
>
> ——《景岳全书·妇人规·子嗣类》

除了要避开极端的天气、自然灾害这样的日子，我们还要注意避开二十四节气中四离、四绝、四立、二分、二至日。为什么呢？四离日和四绝日是四季相交、节令转移、阴阳杂乱的时候。四离就是春分、秋分、夏至、冬至的前一天，离日就是阳阴分离、分开的日子；四绝就是立春、立夏、立秋、立冬的前一天；四立就是立春、立夏、立秋、立冬；二分就是春分、秋分；二至就是夏至、冬至。这种季节变化的当天或者前后几天，古人认为是天地阴阳之气交错变化的关键点。人身的阴阳易受天地的影响，所以这几个时间点不合适男女结合、胚胎发育。

其次是阴阳时日的禁忌，每月的初一、十五是月廓亏盈的时日，恐阴阳不调，所以记住看阴历，初一、十五这两天是不建议同房。每年农历的五月初五、初六、初七、十五、十六、十七、二十五、二十六、二十七这九天是天地交泰九毒日，俗称九毒日，是忌房事的。五月初五这一天，阴阳之气争雄，阴胜阳，瘟疫、毒气猖獗一时，我们就叫倒阳或者叫中毒，这样的日子一定禁忌行房。还有九月九重阳节，是阳盛阴衰，重阳是阳数的巅峰，阳数到了极限以后，马上就会到另外一个层面上，一转就会成为阴数。所以要避免一切冒失的行为，要小心慎行，包括房事也都在禁忌之列。还有每日的晨昏，是阴阳转换交接的时刻，也要禁房事。

《素女经》总结了怀孕择时的九条禁忌："人之始生，本在于胎合阴阳也。夫合阴阳之时，必避九殃。九殃者，日中之子，生则殴逆，一也；夜半之子，天地闭塞，不喑则聋盲，二也；日食之子，体戚毁伤，三也；雷电之子，天怒兴威，必易服狂，四也；月食之子，与母俱凶，五也；虹霓之子，若作不祥，六也；冬夏日至之子，生害父母，七也；弦望之子，必为乱兵风盲，八也；醉饱之子，必为病癫疽痔有疮，九也。"

古代典籍里有这方面的智慧，你在生孩子之前，要稍微浏览《黄帝内经》《素女经》。《黄帝内经》中大部分的内容都在讲述人和天地的关系，包括人的生死问题、健康需要具备的条件、疾病的原因在哪里，等等。如果我们能够从里面领悟到一些并应用于自己的备孕中，将会非常受益。

而《素女经》是很好的一本教女人如何做妈妈或者成为妈妈的书。在生孩子之前，我有阅读过，大家可以找来看一下。它告诉我们很多关于生孩子的宜忌，包括生男生女，如何去避讳一些事情。我认为每一个做妈妈的都要提前看一下这本书，虽然说的是这些事情，但是我们看完了，就会知道全是老祖宗累积的大智慧，而且可以把这些智慧传承给自己的孩子。

中国其实很早就有这种所谓的性教育，古人的性教育是非常有深度、有文化的。所以我们当父母的去看了以后，就会发现其实我们可以用智慧，以隐晦的方式去告诫我们的子女。

我记得我怀孕前读这些书的时候，有着相当的敬畏之心。因为看了古人所写的这些日期，我就整天在排，要把这些日子给排除掉，还要选择风和日丽的时候。后来我一看，没有几天是合适的日子，但是即使这样，我的体质很差，却在很短的时间内怀上了健康聪慧的宝宝，这也证实了古人所言不虚。

因此，我们也要遵循老祖宗留传给我们的忌讳，《素女经》上也有告诫，比如说有些日子真的是不能够去同房，因为天地之气阴阳不调，同房生出来的孩子就容易盲聋喑哑，或有些先天残疾。有些先天缺陷的孩子，我们一眼就能看出，比如他的两目之间距离比较大，眼睛没有神，还有整个脸是凹进去的。比如先天耳聋的孩子，我们会发现他们的面相也有一些相像，也就是说，当时影响他们的气场是非常相像的。

在五千年前的黄帝时代，《素女经》就记载了黄帝和素女关于性健康和优生的对话。《备急千金要方》等一些医学著作也都有关于优生优育的论述。还有的古书上会告诉我们，有一些日子如果男女同房，容易损男百倍，令女得病。意思是我们不会选日子的话，不仅得不到一个健康的孩子，还会使男的损伤身体，女的得病。我认为古人的眼光比我们要远得多。作为现在的年轻人，我们不妨去看一下古人总结的，可以少走很多弯路。

 ## 选地，优孕的关键

我们要知道人都是处在一定的时空当中。我们既要选择正确的时间，也要有合适的地点，就像撒种也要考虑季节和环境。中医认为白天在太阳下，夜晚在星月下、火光下以及水井、灶台、茅厕、坟墓周围等一切偏僻特殊的场所，都不建议受孕。

不良的环境会影响男女双方的情绪，有碍房事质量，还会影响胎儿的发育。

孙思邈在《备急千金要方·房中补益》中对此就有所介绍：

> "交会者……又避日月星辰、火光之下，神佛寺之中，并灶圊厕之侧，冢墓尸柩之傍，皆悉不可。夫交会如法，则有福德，大智善人，降托胎中，仍令性行调顺，所作和合，家道日隆，祥瑞竞集；若不如法，则有薄福愚痴恶人来托胎中，仍令父母性行凶险，所作不成，家道日否，殃咎屡至，虽生成长，家国灭亡。"

《玉房秘诀》当中也说："山川神祇社稷井灶之处，忌也。"也就是不可以光天化日之下在野外同房。社指的是土地庙，稷是指谷神，引申出的意思就是所有的庙宇都是不可以的。

总之，**受孕的地点，最好还是选择我们比较熟悉、感到温馨安适的地方，最好是在自己家里**。即使自己的家里，也是有忌讳的，不建议在厕所周围、灶台周围、客厅里边。明代的医学家张介宾（景岳）也说道："地利关于子嗣者，非不重也，有阳宅之宜子，嗣者，惟生气天忌，方为最吉……此外，如寝室交合之所，亦归当知宜忌。"最好选择在我们的卧室里，而且要布置得干净、整洁、冷暖适宜、空气流通，总之一个安逸舒适的环境对同房和健康都是有益的。

 ## 同房的最佳打开方式

下面我们再说一个大的概念，就是同房要术，我们要用最好的方式迎接生命的到来。那么如何交合才能够成功地受孕呢？生的孩子是否健康，与我们父母交合的具体方式和措施有很大关系。因此古人对交合之道是非常重视的。建议大家去看一些相关书籍，这里我主要跟大家分享在什么情况下我们不可以同房。

第一个是疲劳入房，虚损少子。《玉房秘诀》中提到"劳倦重担，志气未安，以全阴阳，筋腰苦痛，以是生子，子必夭残"。《三元参赞延寿书》云："远行疲乏入房，为五劳虚损。"一个人特别疲乏的时候，不是要孩子的时刻。因为这个时候，自己的阴阳还不平衡，神志也不够安定。如果行房的话，一方面容易损伤自己的身体，另外一方面容易损伤孩子的体质，生子容易夭折，有残缺。

第二个是患病入房，胞伤孩病。《备急千金要方·养性序》里提到："疾病而媾精，精气薄恶，血脉不充，既出胞藏……胞伤孩病而脆，未及坚刚，复纵情欲，重重相生，病病相孕。"这段话的意思是说，如果带着病去同房的话，会伤害到胞脏，也就是生育器官。生的孩子容易得病，体质弱，所以我们要选择在身体相对健康的时候，去做这些事情，对自己和孩子都是一个保护。

第三个是怒时同房，令人发痈疽。《备急千金要方·房中补益》中提到："人有所怒，气血未定，因以交合，令人发痈疽……"痈疽是皮肤发脓肿溃病，所以人发怒的时候，不要去同房。另外妈妈怀孕以后，如果大怒的话也容易让孩子产生癫痫，以前我也接触过这样的案例。所以情绪是非常非常重要的。

第四个是酒后同房生子，容易导致痴傻。现在人一般都有这方面认识，但可能不知道它有多大的危害，《素问·上古天真论》就说："以酒为浆，以妄为常，醉以入房，以欲竭其精，以耗散其真。"《备急千金要方·道林养性》说："醉不可以接房，醉饱交接，小者面黚咳嗽，大者伤绝藏脉，损命。"就是说如果酒后同房，往小说会影响身体，往大了说会直接损伤到性命。《三元参赞延寿书》里面说："大醉入房，气竭肝伤，丈夫则精液衰少，阳萎不起，女子则月事衰微，恶血淹留。"说的都是这方面。

《素女经》当中也说，凡是喝醉酒、吃饱饭、洗过头、过度疲劳、大喜大怒，都不可以行房。对女性来说，在月经来潮的时候也是最忌讳行房的。

以上的注意事项，其实都是在告诫我们，要选择夫妻双方元气满满、气机顺畅、内在阴阳平衡的时候去交合，无论是疲劳、患病、精志过极，还是喝酒，都会扰乱人体的气，这时候再同房，等于火上浇油，对自己和孩子都不好，如不注意就可能悔之晚矣。

《素女经》里边关于如何同房有很多内容。比如说，要诚心静虑，想着宇宙间非常美好的事物，或者事先约好一起去观赏美好的事物，美好的入胎的气和灵魂，然后最后一起泄入女方的体内。

交合之后女子不能够轻举妄动，应该以侧卧的姿势在床上稳睡，不能起身去小便，不能够拿重物，不能够去危险的地方，也不能够动怒、大笑、大惊、高声讲话。尤其注意的是不能在此时再度行房事，因为有可能此时胎气已经成了。"阴阳之精，魂融一气，清纯至极"，这一句意思是，阴阳之精刚刚成为一气的时候，它是精纯到极点，没有一丝的杂气，非常稚嫩，所以一旦移动就会被伤害或者被风邪侵入。

从房室养生的角度来讲，行房的时候夫妻的精力十分集中，事后都会松懈下来，这也是体表的阳气最为薄弱的时候，最容易让外邪乘虚而入，所以是有所禁忌的，比如不能喝凉水，不能扇扇子，不能吹空调，也不能洗浴，不能冒风雨。**假如有孩子需要喂奶的话，不能马上去给孩子喂，因为此时容易气血受损，对母子的健康都不好。**

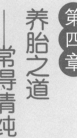

第四章 养胎之道
——常得清纯平和之气

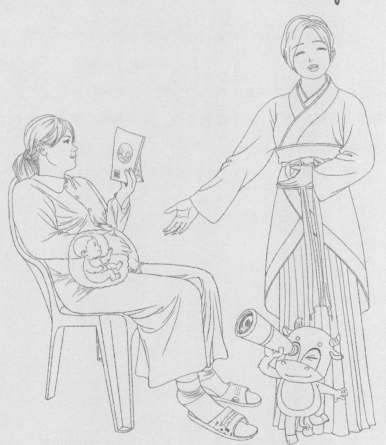

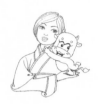

古代医家历来都非常重视胎儿期的保健，自古流传着"腹内九月胜过腹外九年"的说法。胎儿期是生命的起点，是生长发育的关键期，尤其在胎教这个问题上，更是从女性成为准妈妈那一刻就开始了。一个精神愉快、修身养性的准妈妈是宝宝生命最初的精神沃土。

宁静即是养胎

当一个小生命来到我们的身体里面的时候，我们是多么欣喜，恨不得把全世界最美好的东西都给他。我们也相信这是个美好的开始，只要我们能够教育得好，这个孩子将来一定会有所作为。那什么才是好的教育呢？教育又该从什么时候开始呢？

古人认为，生命不仅仅开始于第一声啼哭。虽然说，胎儿在母体内还在发育生长，但从入胎那一刻起，其实已经是一个生命了。所以，我们会有"虚岁"一说，像老外都是生出来以后才开始记年龄，但在我们中国，只要怀孕，就开始给孩子年龄计数了。其实古人是非常有智慧的，生命起始点计数应该从胚胎开始。教育如果有起跑线，就应该是在胎教上。**我们的一言一行，就是他们熏习的种子。**

作为父母，谁都希望子女健康聪明、长相端庄。那什么是健康呢？**健康其实就是保有中正平和之气。**聪明呢？中医认为"肾开窍于耳，肝开窍于目"，故有"耳聪目明"一说。聪明，其实也涉及人体的肝肾的功能，也是肝肾之气的一种表达；长相，则更和气有关。为什么有些人年龄虽然越来越大，但我们能感受到他随着年龄的增长，越来越有气质，容貌也越来越优雅？"腹有诗书气自华"其实也是在表达一种精神能量对形体的影响。

所以，无论是外貌还是智慧，我们所需要守护的都是那一股清纯平和之气。《黄帝内经·灵枢》里有这样一句话："粗守形，上守神。"我们想让孩子有一个优雅的形体、聪慧的头脑，就要从"神"来入手，因为神可以影响气，而气又影响形，正所谓"神御气、气调形"。

如果我们能够从上述层面去思维，就能深刻地理解到，为什么宁静即为养胎。因为胎儿最初的先天之气，阴阳之精刚刚成为一气的时候，它是精纯到极点，没有一丝的杂气，非常的稚嫩，容易受到外界的干扰，经不起大风大浪。尤其是前三个月，形象始化，未有定仪，需要我们小心地去呵护。**我们一定要抓住这个关键时期，安定自己的心神。**

> 安闲宁静即是胎教。盖气血调和则胎安，气逆则胎病，脑怒则气否塞，肝气冲逆则呕吐衄血……欲生好子者，必先养其气。气得其养，则子性情和顺有孝友之心，无乖戾之习。
>
> ——《竹林女科证治》

> 受孕分房宜静养，谨戒食味使脾安，调其喜怒防惊恐，慎厥起居避风寒。
>
> ——《妇科心法要诀》

古人非常注重母亲内在精神修养对胎儿的作用，也就是说准妈妈如果一直保持平静、恬愉的心情，宝宝出生后就会有良好的性格。有句话说得很好："父亲的大格局，母亲的好情绪，其实是一家最好的风水。"

妊娠是女性一个特殊的生理阶段，随着各个时期身体的变化，情绪也容易产生一些波动。但是我们要记住，在这个关键期，任何太过的情绪波动都会对胎儿的生长发育有很大的影响，尤其是在胎儿各个系统和器官尚未分化和形成的时候。所以我们要学会稳定自己的情绪，安定自己的心神。

曾经看到重庆医学院对儿童多动症进行的调查研究，发现这些儿童在胚胎期，母亲都曾有较大的情绪波动和心理困扰。《黄帝内经》里也提到："帝曰人生而有病癫疾者，病名曰何？安所得之？"黄帝问有的小孩子生出来以后，有癫狂、癫痫类的病，为什么？岐伯就说道："病名为胎病，此得之在母腹中时，其母有所大惊、气上而不下，精气并居，故令子发为癫疾也。"意思是，这个是在娘胎里得的病，因为妈妈在怀孕的时候被惊吓过，气上而不能下，就让这个孩子最后发成癫痫。

> 若怀子受惊，则子多胎惊。怀子抱郁，则子多结核、流注。怀子恐惧，则子多癫痫。怀子常起贪妄之念，则子多贪容。怀子常挟愤怒之心，则子多暴野狼。怀子常造绮语诡行，则子多诈伪。非但怀子之后，常宜检束身心，而经净交感慎勿恣肆，以遗胎息之患。
>
> ——《济生集》

最近我也接触了一些脑瘫的孩子，他们的妈妈孕期都有过大的情绪波动或者惊吓。所以有时候我就说，准妈妈们如果在生育之前就知道该做好什么样的准备，怀孕之后该做什么样的孕妈妈，该处在什么样的状态，就会避免很多很多的人间悲剧。

所以，我们在怀胎的时候一定不要接触一些让我们感到恐惧的信息，这些都会给孩子造成巨大的伤害。在所有的不良情绪当中，惊吓和恐惧对胎儿的影响是最大的。因为惊伤心，恐伤肾，宝宝出生以后发生抽搐的概率非常大。

> 受胎之后，喜怒哀乐莫敢不慎。过喜则伤心而气散，怒则伤肝而气上，思则伤脾而气郁，忧则伤肺而气结，恐则伤肾而气下，母气既伤，子气应之，未有不伤者也。
>
> ——《妇人秘科》

可见除了避免惊恐以外，其他的情绪也不要过激。怀孕期间不要生气，因为怒会伤肝。一旦肝失疏泄，肝气淤积容易导致肝阳上亢，出现胸肋胀痛、烦躁不安、头昏目眩、面红目赤、血压上升等症状，甚至还可患上妊娠高血压，严重时甚至导致流产。

有人说怀孕的时候就让她大喜吧。让她乐、让她笑，让准妈妈多看一些大乐的影片。其实喜太过的话，也会伤心。《素问·阴阳应象大论》当中提到心藏神，正常的喜乐会使精神愉悦、心情舒畅，若狂喜急乐，就会使心气弛缓、精神涣散，而产生喜笑不休、心悸失眠等症。当然也不能太忧伤，肺主忧。准妈妈如果在怀孕期间悲伤忧愁，使气阴耗散，容易出现感冒咳嗽等症状，宝宝生下来后免疫力会降低，肺主皮毛，还能表现为宝宝出生以后，皮肤不润泽。

另外，怀孕的时候应尽量放松自己，不要思虑过度，过思则伤脾，伤脾会导致气血不足，出现乏力、头昏、心慌、贫血等症状，会直接影响宝宝的生长发育，导致胎儿生长发育迟缓等问题。

怀孕不是准妈妈一个人的事情，准爸爸也要扛起自己的责任，在生活上、心理上要关怀呵护准妈妈。**一个精神愉快、修身养性的准妈妈是宝宝生命最初的精神沃土。**

宁静即是养胎，这里所说的宁静，更侧重心灵的宁静。对于准妈妈来说十月怀胎是一种心性上的历练过程，所以建议准妈妈们面对是非得失，能够从更大的格局着眼。对人和人之间的矛盾尽量多一分理解、宽容和忍让。当然不是说把心事憋在心里，而是要用合理的方式进行疏导。

 ## 身心所触，皆需谨慎

　　母亲通过眼耳鼻舌身接触到的外界事物，都会对胎儿产生一定影响。前面我们反反复复地提到气，提到人体是一个开放的系统，和外界无时无刻不在交感之中。而胎儿之气自身尚未稳固，易受到影响。尤其前三个月是胎儿形体和精神发育的关键时期，更需谨慎。

　　如果我们看到、听到、想到的都是美好的事物，孩子就会受到好的影响；如果是邪淫、行凶、丑陋等很多不良的刺激，我们的孩子就会受到不好的影响。所以**古人常说"外象内感"，也就是我们看到、听到、感受到的外面的象，我们肚里的孩子都会有内在的感应。**这方面的古籍非常多，比如《备急千金要方》《育婴家秘》《妇人大全良方·胎教门》《达生编》等对此都有论述。

> 　　凡受胎三月，逐物变化，禀质未定。故妊娠三月，欲得观犀象猛兽、珠玉宝物，欲得见贤人君子、盛德大师，观礼乐，钟鼓俎豆，军旅陈设。焚烧名香，口诵诗书、古今箴诫。居处简静，割不正不食，席不正不坐。弹琴瑟，调心神，和性情，节嗜欲。庶事清净，生子皆良，长寿忠孝，仁义聪慧，无疾，斯盖文王胎教者也。
>
> 　　　　　　　　　　　　　　　　　　　　——《备急千金要方》

娠子论云：夫至精才化，一气方凝，始受胞胎，渐成形质，于在腹中，随母听闻。

——《育婴家秘》

自妊娠之后，则须行坐端严，性情和悦，常处静室，多听美言，令人讲读诗书，陈说礼乐，耳不闻非言，目不观恶事，如此则生男女福寿敦浓，忠孝贤明。不然则男女既生，则多鄙贱不寿而愚，此所谓因外象而内感也。昔太任娠文王，目不视恶色，耳不听恶声，口不谈恶言，世传胎教之道，是谓此也。

——《妇人大全良方·胎教门》

一切宰杀凶恶之事不宜看，修造兴工动土不可看，龟兔俱不可看。

——《达生编》

所以**准妈妈要对五官所接触的一切事物保持敏感和谨慎**。外象包含了气候、环境、人、事物等，有好有坏，良莠不齐，有很多我们无法去改变，但是我们可以通过主观的意志来选择、加强、创造美好的环境，来抵制、削弱、避开那些不好的事情。

以前课上我经常会引用一个故事，就是司马迁的《史记》当中记载的。

太任是周文王的母亲，她出生于殷商之地，就是河南的平舆县。她是首领的次女，嫁给周王季历为妻，太任品行端正、诚实庄重、聪慧善良，她在怀孕的时候各方面都非常注意，如"目不视恶色"，就是眼花缭乱的颜色一点都不看；"耳不听恶声"，就是喧哗吵闹的声音一律不听；"口不谈恶言"，就是粗俗鄙陋的话，一句也不说。她站有站相，坐有坐相。太任生育了非凡的周文王，文王因为母亲的胎教，生下来就很聪明，也很仁德。小时候太任教一，他自己都能识到百，后来成为周王朝的缔造者。

现在社会环境比古代要复杂很多，准妈妈也不像以前只是待在家里，加上这个时代各种各样的信息无孔不入，所以更要注意这一点。不要去荒山野地游玩；不要面对惊心动魄的狂风骤雨；尽量避免听喧杂的歌曲；不要观看一些庸俗的书籍或者电视剧，尤其是现在流行的韩剧、宫斗剧之类；不要看暴力血腥的影视文学作品；不要和外貌凶险、品质恶劣的人接触；不要观看接触狰狞丑陋的动物；不要关注车祸、凶杀等社会事件。

要知道我们的所作所为、所吃所喝、所言所语、所思所想，对于孩子未来的气质，都会有潜移默化的影响。

现在的准妈妈其实有丰富的选择，比如阅读一些使人精神振奋、情绪良好的文学作品；聆听一些典雅柔美、轻松活泼的音乐作品；观赏一些让人心情愉悦的美术作品，另外还可以去一些风景清幽的地方旅游。这些美好而充满正能量的环境，不仅可以充实丰富自己，还可以熏陶腹中的胎儿，对母子的身心健康都是非常有帮助的。

 ## 身体正，方有心气之正

中医古籍关于养胎的内容中常会提及女子孕期应端心正坐。其实古代所说的"正坐"，不是我们现在正着身子坐在椅子上就行了。正坐，是我国古代的一种居坐方式，即席地而坐，臀部坐于脚踝，上身挺直，双手规矩地放于膝上，目不斜视。

"故始有礼仪之正，方可有心气之正也"，正坐强调的是对心性的涵养，讲究通过坐姿修炼自身心性和气质，从而达到心与身的和谐统一。**所谓身正则心正，身散则心乱，仪态是可以影响人的情绪和心态的。**

我们现代人虽然达不到古人那样的正坐，但我们同样可以在行、住、坐、卧的时候端正自己的姿态。这里我给大家介绍一种方法，就是太极拳的练功姿势"虚灵顶劲""含胸拔背"。

"虚灵顶劲"是对头部姿态的要求。头部要端正，不能偏斜、俯仰、摇晃，所谓"头容正直，神贯于顶也"。"虚灵"就是很细微的感觉，不要用力往上顶，而是要"用意"，就像有一根头发丝在头顶百会穴上提着一样。头是人体中的最高层，像元帅一样提携全身，人体有手三阳经、足三阳经，它们都交汇于头部；人体的任督二脉的交汇处也在头部，头部"虚灵顶劲"，可让精神提起，气血畅通。

"含胸拔背"（图17）从字面上很容易误解为弯腰驼背。实际上，这个姿势是在立身中正的条件下，再做到圆裆松胯、含胸塌腰。包括两个基本的要领，一个是含胸，一个是拔背。

含胸，是指的胸骨下端往下压，因为胸骨往下压的力而带动上端往前微撑。心窝以上为胸，胸不可挺，要往下松。含胸真正的含义是下沉而不是内收，这个要求的主要目的是使气沉于丹田，让人的重心从胸关节下降到腰关节，能够让人呼吸自然舒畅，更好地保持重心与平衡力。注意不要挺胸，挺胸易造成横气填胸，气向上浮，上重下轻，脚跟易于浮起。

拔背，就是放松背部的肌肉，拔掉背部的力量。两个肩膀，不要向前包裹得太过了，也不要向后翻过去。这样会造成驼背、挺胸，都会产生憋气的现象。两个膀尖应该是从胸口的位置向两侧横向打开，也叫宽胸。做到了宽胸，就会自然而然往下走，就达到了实腹的效果。

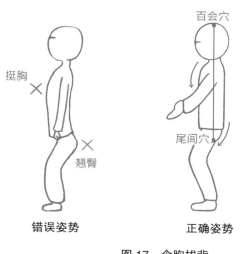

图 17　含胸拔背

　　对于"含胸拔背"的好处，中医刘希彦在《中国人为什么不发明沙发》一文中有一段很精到的解释：人体有任督二脉，督脉主阳，自后背往上行；任脉主阴，自前胸往下行。此二脉连通好比树的主干。这里的拔背，其实就是拔督脉，往上生发；微微含胸，含的就是任脉，任脉以下行收敛为顺；这样一来人体就好像一棵树，能量场是循行而通畅的，与这个主干相关联的经脉气机、四肢百骸才能通畅。

　　《入胎经》也写道："若母行欲，或急行走，或时危坐，久坐久卧，跳踯之时，悉皆受苦。"如果母亲因情欲，行了房事，或者走路走得太快了，或者坐得特别笔直，或者坐久一点、躺久一点，跳上跳下，胎儿在里边都会感到非常痛苦。

很多准妈妈，一旦怀孕以后，想躺就躺、想倚就倚，以什么方式自己说了算。其实古人真不是这样，古人就是要求人不能翘二郎腿儿，不能单腿站着，一定要站有站相、坐有坐相。

正坐不仅能涵养心性，调整人的情绪，还能使人体经脉保持畅通，濡养气血。可见古人是将大道用在日常生活的点点滴滴中，准妈妈们不妨从这个小方法做起，既给了宝宝良好的胎教，也为自己的健康加分。

饮食过冷过热，胎儿皆有感应

母亲吃得太多，或吃得太少、太油腻、太干燥、太冷、太热、太甜等，胎儿都会有感应，会觉得很不舒服。当准妈妈喝一口过热的水，这些热水进入体内，胎儿的感受就像有炙热的开水浇到了自己的身上。想象一下开水浇在我们身上时，皮肤立马就会烫出水泡，人会痛得跳起来，胎儿在肚子里也常常会感受到热汤浇身的苦。妈妈如果喝冷水吃冷饮，胎儿就像赤身裸体卧在寒冷的冰面上，刺骨的冰冷会使他痛苦难忍。

此外，太苦、太酸、太腻、太咸、太辣的食物，会在胎儿身体的组织内产生强烈的反应。一般人吃这样的东西身体都会有反应，更何况非常敏感、脆弱的胎儿。十月怀胎，不单是妈妈辛苦，孩子在肚子里也常常是炼狱的状态。**母亲吃得稍微不平和、过量、不均衡或者太刺激，都会让胎儿遭受非常大的苦。**

值得注意的是，现代人特别推崇多吃水果。从中医的角度看并不是人人适合吃水果，尤其是寒凉性的水果，容易伤脾、生湿，会导致肚子里的孩子湿重，出生以后易有黄疸、湿疹，甚至腹部虚寒、夜啼。

群里就有一位妈妈孕期特别爱吃凉东西，从孕期 4 个月到生产每天都吃大量水果，冰激凌有时候一天三四个。孩子 7 个月大就已经做过腺样体肥大手术，而且有鼻炎，吃西替利嗪 1 年，1 岁肺炎，住院 10 天，从此感冒、发烧、咳嗽、腹泻等症状不断交替或者同时出现。脾虚严重，胳膊的肉又稀又软，没有旺盛生机，人瘦肚子大、胆子小、频繁生病、大便不成形、腹胀、不知饥饱……所以，孕期饮食对孩子影响太大了。孕期是自我约束的重要时期，不能为所欲为地吃喝玩乐，因为这段时间关系到孩子一生的身心基础。

前阵子还有一个妈妈带着她的两个孩子来找我看。第一个孩子有 4 岁多，小脸黄黄的，下眼袋非常大，典型的脾虚症状；第二个孩子还在怀里抱着，5 个多月的一个小男孩，湿疹比较严重。当时我就根据我的经验问，你怀这个老大的时候是不是吃了特别多的水果？你怀这个老二时是不是吃了很多的鱼和肉？她特别惊讶，说真是这样，你怎么知道的？我说很简单，因为从你孩子的体质情况基本就能推测你孕期的饮食情况。

寒湿的这种体质特别多，这样的小孩还容易有夜啼、黄昏闹，以及气虚型的便秘，从出生的时候就开始，为什么？很大一部分原因是准妈妈在怀孕的时候，水果摄入过多。老二是一遇到热，就起湿疹。中医有句话叫作"鱼生火，肉生痰"，这些食物不是不能吃，而是要把握一个度，天天吃、顿顿吃就有点过了，这样怀孕生出来的孩子特别容易长湿疹。这个湿疹其实就是他的胎毒，是妈妈在怀孕期间的饮食所导致。

很多的古书都谈到了孕期饮食的要点，古人们之所以要把这些记录下来，就是怕辛辛苦苦总结的经验被埋没，所以我们真的是有必要把这些挖掘出来，并且让每一个家庭都能够看到并且传承下去。

> 妊娠宜戒生冷　胎前喜食生冷，只因怀孕以后多恼多气，不慎房劳，以至火旺口渴。殊不知，生冷等物岂能退血分之热？徒使脾胃受伤。疟疾、痢疾、呕吐、泄泻诸病皆由此起。病则消耗精液，口渴愈甚。惟戒恼平怒，慎房劳，服健脾补血之药，调理本原，可保平复，否则临产之虚脱，产后之绝证，断不可免也。
>
> ——《竹林女科证治》

> 妊娠宜节饮食　胎之肥瘦，气通于母，恣食浓味，多致胎肥难产，故孕妇调摄饮食，宜淡泊不宜浓浓，宜清虚不宜重浊，宜和平不宜寒热。
>
> ——《竹林女科证治》

> 妊娠伤食，多由脾胃中气虚弱，不能运化，故东垣云：脾胃之气壮，则过时不饥，多食而不伤。盖胃主司纳，脾主消化。凡素常脾胃虚弱，饮食难化，脾胃强则胎系如悬钟而不坠，若伤食不化则脾困而胎不能固矣。故凡治消食导滞，皆先以补脾健胃为主，兼推扬谷气，则饮食自化。若徒事消克，使脾伤而又伤，化源之机告竭，胎元犹易于堕耳。
>
> ——《胎产心法》

有的准妈妈本来脾胃弱，孕期如果吃太多水果，孩子生下来就容易脾胃虚寒、消化不良。水果多为凉性，如果一定要吃，可以用陈皮煮一下吃。

当然，饮食也不能过热，传统中医认为"胎前忌热"。大辛大热类食物性燥热，食用不当，不仅会助生胎热，令子多疾，还可助阳动火，伤津动血，损伤胎儿，甚至破血堕胎，也容易引起孕妈妈便秘。辛香调料，主要有肉桂、干姜、花椒、胡椒、芥末、大蒜、辣椒等，用时量不宜大。

孕期禁食的食物

1. 咖啡、巧克力等含兴奋成分。

2. 活血食物。能活血通经，下血堕胎，是孕期禁食的，主要有螃蟹、甲鱼、山楂等。尤其前三个月是坚决不能吃的。

3. 滑利类食物。能通利下焦、克伐肾气，使胎失所系，导致胎动不安或滑胎，故怀孕前三个月应避免食用，主要有薏米、马齿苋、苋菜等。

 # 气清食物，塑造清秀的容貌

在怀孕的时候，清淡的饮食可以塑造清秀的容貌，因为人的五官是在上窍，在身体的上部。什么样的食物的气能够往上走呢，那就是气清的食物。油腻的、不好消化的、重口味的食物，气都是重浊的，就会往下去走。人的五官轻巧，如果得不到这种清气的滋养，自然就不容易塑造清秀的容貌，所以我们的饮食一定要气轻。

此外，《黄帝内经》中讲"膏粱之变，足生大丁"，这里的"膏粱"不是粮食作物"高粱"，"膏"是指油脂、肥肉，"粱"指的是精加工的细粮。就是说以肉类为主过于精细的食物，会使身体生很多疔毒类的疾病。疔毒发生在内脏，就类似我们今天讲的各种肿瘤、痛风，糖尿病也属于这个范畴。现代医学研究也发现，过量的动物蛋白摄入容易导致我们生病。而且现在的动物多为人工饲养，养殖过程中大量使用抗生素、激素，这些化学成分会随着肉的食用进入人体。

清淡的口味是最能够养脾胃的，实际上不仅仅是孕妇要吃得清淡，我们每一个人平常都应该吃得清淡。清淡，即少油、少盐，主食以五谷杂粮为主。北齐名医徐之才在《逐月养胎方》（《备急千金要方》引）中就罗列了不同孕期适宜食用的五谷："妊娠一月，宜食大麦；妊娠二月，宜食粳稻；妊娠五月，宜食稻麦；妊娠七月，常食粳稻，以密腠理，是谓养骨而坚牙。"再辅以当地当季新鲜蔬菜，在个人体质允许的前提下可以适当吃当季当地水果，脾胃虚寒的需要少吃或不吃。另外需要注意规律饮食，不过饱过饥，孕妇容易饿，可以常备健康天然的食物，最好不吃高热量、高脂肪、非天然的加工后食品。

> 饮食宜淡泊，不宜肥浓；宜轻清，不宜重浊；宜甘平，不宜辛热。青蔬白饭，亦能养人。
>
> ——《博集方论》

> 酸多则伤肝，苦多则伤心，甘多则伤脾，辛多则伤肺，咸多则伤肾，此五味所伤也。
>
> ——《育婴家秘》

> 腰腹渐粗，饮食不宜过饱，茶汤更须节省，大热大凉总非所宜，犬、羊、蟹、鳖、鳗、鳝等，一切有毒之物，固宜切禁。即椒、姜常用之品，亦须少尝。
>
> ——《济生集·胎教》

所以在怀孕的时候，如果过量食用高蛋白、高热量等很难消化的食物，比如说天天鸡鸭鱼肉，天天海鲜，会有很多不利影响。

过食荤腥的后果

1. 容易滋生胎毒，不容易生出长相清秀的孩子。出生以后各种各样的胎毒，和一些高蛋白、高热量食物的摄入有很大的关系。

2. 容易导致难产。孕期如果饮食不节，过食肥甘厚味，容易导致胎儿肥大，生育起来就很麻烦。

3. 容易伤到妈妈们的脾胃，无法给孩子提供更好的气血滋养。实际上妈妈如果这么吃非常容易得妊娠高血压、妊娠糖尿病，对孩子来说也会有很大的影响，伤害是双重的。

所以，孕妇饮食不是越丰富越好，依然是五谷为养。

二宝用各项指标均是 10 分的满意答案肯定了我孕期的饮食调护的合理性。现在人们普遍认为，孕妈妈要多吃一些有营养的食物，只有这样才能保证肚子里孩子的健康。但我在整个孕期每天都是五谷杂粮均衡摄入，如今天喝小米粥，明天就会换玉米粥、杂粮粥等，主食也是馒头、麦麸面、玉米面饼等；菜则是什么季节吃什么，冬天就是白菜、土豆、胡萝卜、洋葱，只吃应时应季的蔬菜，生冷寒凉、反季节的水果蔬菜统统不吃。可以说，这和我第一次怀孕的时候大不相同，也和现在很多孕妈妈大吃特吃的做法不一样。同事也说我："你不吃孩子还要吃，不能什么都不吃……一定要多吃鱼虾。"我只是听着，不做辩解。因为我深知，只有从怀孕时开始注意饮食，肚子里的宝贝才不会经历哥哥小时候的那些磨难。大宝当初反复生病时的那种心疼（每周去医院，腺样体肥大），只有自己知道！今年4月，二宝峻峻终于和我们见面了。孕38周剖腹，孩子离开母体就有了呱呱落地的哭声，医生说："剖腹产很少有这么好的孩子，不用拍屁股就哭。"峻峻出生体重3710克，各项指标均是10分，比哥哥出生的时候还要高，还要重，还要健康！

——@橘子公主

宝宝的脾胃好坏首先来自父母两大家族的传承，这两大家族的基因都影响着宝宝的健康，影响最大、最直接的当然是父母，所以父母生娃前健身、养生是有必要的。尤其妈妈在怀孕的时候要忌口，切不可吃凉的、腥辣的食物。我当初怀孕就没忌口，胡吃海塞，我跟老公脾胃都不好。虽说宝宝的脾胃是虚的，但我家宝贝可能是虚上加虚，先天已经不足，后天养育也走了很多弯路。宝宝的脾胃出现很多问题，肝肾也跟着不好，导致孩子趴睡、发竖、湿疹不愈、肠绞痛、大便奶瓣、常年湿疹，头发不好，脸蜡黄，容易感冒，一感冒就是一个月，容易积食发烧，眼睛里有蓝斑，脸上有白斑，牙齿长得晚、长得小……诸多的症状让我应接不暇。

——@Sharonwang

保胎以绝欲为第一义

古人非常讲究在怀孕的时候禁欲， 即不可以行房事。提到这方面的古籍非常多，比如《达生编》《济生集》《太平圣惠方》等。

> 保胎以绝欲为第一义，其次亦宜节欲。盖欲寡则心清，胎气宁谧，不特胎安，且易生易育，少病而多寿。
>
> ——《达生编》

> 其最甚者，尤在不节交合，淫火尽归其子，以酿痘疹、疥癞之毒。
>
> ——《济生集·胎教》

> 妇一有孕之后，切戒交媾。所以昔人有孕，即居另室，不与共寝，恐动欲念也。大抵三个月以前犯之，则欲念起而子宫复开，多有漏下、胎动诸患。如三个月以后犯之，则胞衣厚而难产。要知欲火伤胎，必致污浊凝积，且儿身白浊痘毒疮疾，医治难瘥。
>
> ——《达生编》

中医认为，怀孕期间，夫妻都应清心寡欲。给胎儿的生长提供一个安宁平和的环境，性生活是必须绝对禁止的。

首先，性生活中产生的欲火会形成胎毒，潜伏在胎儿体内，将来发为各种疹、痘，影响孩子的健康；其次，房事不节还容易造成营血不安，易损伤肾精。精伤则不能养胎，所以生育的后代容易多病。尤其是妊娠早期及 7 个月以后，同房会损伤冲任、胞脉，而引起胎动不安、小产或病邪内侵；此外，房事容易扰乱气血，准妈妈的气血翻涌、心跳加速等变化会直接破坏胎儿安定的环境，使胎儿受惊，影响身体和大脑的发育。三个月前容易引发流产，三个月后容易加重难产。故而，《幼幼集成》里把淫欲归为难产第三因。

> 古者妇人怀孕，即居侧室，与夫异寝，以淫欲最所当禁。盖胎在胞中，全赖气血育养，静则神藏，若情欲一动，火扰于中，血气沸腾。三月以前犯之，则易动胎小产；三月以后犯之，一则胞衣太厚而难产，一则胎元漏泄，子多肥白而不寿。且不观诸物乎？人与物均禀血气以生，然人之生子，不能胎胎顺，个个存；而牛马犬豕，胎胎俱易，个个无损。何也？盖牛马犬豕一受胎后，则牝牡绝不相交，而人受孕不能禁绝，矧有纵而无度者乎！
>
> ——《幼幼集成》

所以，孕期禁止房事不但有利于生产，而且生出来的孩子不容易生疮痘等病，对宝宝的健康很有好处。

现代产科学也证实，妊娠开始的三个月要禁止性生活，否则容易促使子宫收缩，引起流产。妊娠第八个月后也要禁止性生活，否则容易感染，或导致早产和胎盘早期剥离。近来国外也有研究资料显示，临产前一个月进行性生活，不仅会引起子宫收缩，而且增加了胎儿羊水感染的机会以及胎儿的死亡率。因此，为了保证正常妊娠、顺产和后代的优生，准妈妈应当分房或分床独卧，节制房事。

这样的案例其实很多，有一些妈妈跟我反馈过，说在怀孕期间有过性生活，孩子确实会有这方面的危险或者病症，我们真的是要引以为戒。我接触到不少湿疹特别严重的孩子，每每问孩子的母亲，孕期是否有同房，得到的答案都是肯定的。虽然这些案例不能直接去证明两者之间的相关性，但是从理论上来说，欲火伤胎，确实更容易让孩子出生以后有痘、疹、疥、疮之类的皮肤病。

　　实际上古人的智慧在这方面是非常非常多的，上面仅仅是摘取了部分。我们要知道古人在跟我们传递什么，**胎教层面，我们首先需要思考的不是方法，而是我们的出发点**；我们首先要认清我们要的是什么，我们**想让孩子成为一个什么样的人**，那么我们首先在孕期自己就要树立好榜样。此外，可以多阅读一些相关的古籍，了解传统中医对于孕期养胎的建议。如果我们没有经验，往往就会在无意间伤害了孩子。

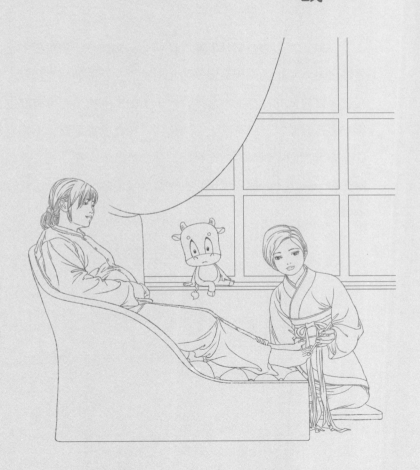

第五章

分娩——妈妈和宝宝
共同面对的生命挑战

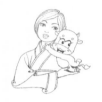

　　分娩，不仅仅是母体和胎儿的身体分离过程，更重要的是，它是孩子进入陌生的外界环境开始相对独立生活前的热身运动。人工授精、试管婴儿，包括剖宫产，对于生出来的孩子有没有健康上的影响呢？其实，一切背离天然的事物，在之后都是要付出相应代价的。如果我们没有在这里去经历，那么势必未来在别处去经历。所以在每一关，我们都应该学习古人留给我们的智慧，以便能够更好地面对。

临产，最重要的是神安

前面我们反反复复提到气以及心神对气机的影响。在产前这个关键时刻，神安则更加重要。神定则气定，所以孕妇临产之际，最重要的是精神要安详，切莫慌张。《幼幼集成》上说："产妇临盆，必须听其自然，勿宜催逼，安其神志，勿使惊慌，直待瓜熟蒂圆，自当落矣。"就是说**生孩子，就像瓜熟蒂落一样，是再自然不过的事情，所以不要着急，也无须紧张。情绪不安只能伤了自己的身体，又影响胎儿的发育。**

所以我们建议产妇要和之前有过顺利生产经验的长辈、姐妹、朋友聊聊天，来听听她们的生产经过。其实大多数女性在分娩的时候都是这么过来的，疼痛是肯定的，但也不是说疼到完全承受不了的程度。分娩是人类的本能，疼痛也是正常的生理反应，我们只需顺应自然，多学习一些分娩的知识和技巧以备不时之需。而且我们身边的人都是这么过来的，很多生过孩子的妈妈还想生第二胎、第三胎呢！向身边的过来人取经，更能够让我们产生信心和力量，也可以从和他们的聊天当中学到一些智慧和经验。

有的准妈妈到了预产期，肚子还没有动静就开始着急了。有时候医院为了避免风险，也会建议准妈妈接受一些催产的办法，准妈妈这时候容易着急上火，乱了阵脚。切记不要慌张，一般来说，推迟一周两周都是正常的。《胎产心法》里提到："产子譬诸果熟蒂落，有自然分体之势，岂可早用催药以逆其性？至于催药，原为调扶失宜致成难产，不得已而用也。如胎壮则随浆易产，何必用药催生。"

要知道很少有人会严格按照预产期生下孩子，为什么呢？这跟我们计算预产期的方法以及妈妈的月经周期是否规律等都有关系。我们一般是以末次月经的日期来推算孩子的预产期。推算的时候是按照整个妊娠的 280 天来算的，具体的方法就是，预产期的月份是末次月经第一天的月份加上 9 减去 3；预产期的日期就等于末次月经第一天的日期，加上 7。这样计算出来的时间就是一个预产期。但是预产期不是说在这一天肯定生，只是一个大概的时间。一般来说预产期前后两周之内出生都属于正常的范围。

胎位不正的艾灸调整

这里跟大家说一下有一个转胎位的穴位叫至阴穴（图 18），这个穴位是能够纠正胎位的。在《太平圣惠方》里就记载了一个艾灸至阴穴治疗妇人横产的医案："妇人逆产足出，诸药不效，灸小趾尖三壮，柱如小麦大……"说明古人在生产时候是可能用到艾灸的。

至阴穴是足太阳膀胱经的井穴，在小脚趾上。至阴穴可激发膀胱经的经气，来调整肾精的精气，使气血阴阳得以平衡。又可以调达胞宫的气血，从而振奋阳气，顺利胎气，促进胎位自然的转正。

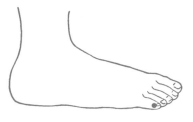

图 18　至阴穴

现代医学也证明了艾灸至阴穴可以兴奋垂体，肾上腺皮质系统促使肾上性皮质激素分泌增多，子宫活动随之增强，胎儿活动加剧，有助于胎位的自转而达到纠正胎位的目的。至阴穴可以掐也可以用艾灸。艾灸调整胎位的最佳时间是孕 30 周和孕 32 周之间。

为什么选这个时期来调呢？妊娠 32 周以后，宝宝生长的速度非常快，羊水相对来说就会减少，这时候胎宝宝的姿势和位置相对固定。所以在孕 32 周以后，如果孩子还是胎位不正的话，基本上就是确定了。而妊娠 28 周以前，羊水相对比较多，胎宝宝相对比较小，所以他在子宫内活动的范围非常大，位置是不容易固定的。这个时候去纠正胎位，因为孩子是动来动去的，我们固定不了他，灸也是白灸。所在我们选择在孕 30 周到 32 周之间这个最佳时期调理。

点燃艾条对着至阴穴，悬灸十五分钟左右，灸完一边，再灸另一边，总共半个小时。后面灸的时间，我们可以适当地延长一下，艾灸后可能会感觉到胎动增加，可以再配合胸膝卧位（图 19），就是胸部要尽量地贴近床面，大腿和床面要保持垂直。这样每天坚持，胎儿就可以慢慢地恢复到头位。

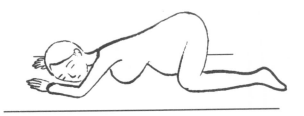

图 19　胸膝卧位

错过了纠正的最佳时期，也可以做。可以每天灸两次，尽自己最大的努力去纠正。另外艾灸的艾条，一定要选择正规的大品牌，用纯艾。不能够用低劣的廉价艾条，那样会伤害到身体。

 ## 养神以睡为第一妙法

调养心神，以睡为第一妙法。快生产的时候一定要好好地睡觉。睡得好，人才能够养足精神，即使睡不着也要闭目养神。《竹林女科证治》里提到：

> 产妇临产时须要调养心神，爱惜气力。若能上床闭目安睡片刻最妙，若不能睡临时起身或扶人缓行，或倚桌站立。痛若稍缓，又上床安睡，总以睡为第一妙法。

生产之痛断断续续，古语称为"试痛"，提前 1 ~ 2 天，甚至一个星期，要与真正进入产程的痛区别开。不要轻易入院，更不要早早就到产房候着，应该在家平静休息，能睡就尽量睡。

孕妇到了妊娠后期，活动量应适当减少，工作强度也应降低，特别要注意休息好，养精蓄锐，以便分娩时能精力充沛。正确做法是在产前半个月左右就应适当减少活动，做些较轻的事情。到预产期前 5 ~ 7 天最好不要工作，不要劳动，只是适当散步就可以了。

临产前过度休息也不好。有调查显示，产妇产前休息时间过长，活动量过少，容易出现分娩困难。因此，妊娠末期除特殊情况，不要长时间卧床休息，可以适当散散步。

即便是宫缩一阵阵紧密的快要生之前，也要注意休息。《竹林女科证治》就提到："产妇初觉欲生，便须惜力安神加意调养，不可妄用气力者，恐临产乏气乏力也。若儿方转身而用力太早，则每致横生逆产。直待儿身转正，顺抵产门，一逼自下。若时候未到，用力徒然。"意思就是这个时候千万不能盲目用力，因为这时胎儿还没有转身，盲目用力会导致胎位不正，极易造成横生、逆生、偏生。

所以无论试痛还是正产，都应该惜养精神，能睡则睡，不能睡可以暂时起来，由家人扶着慢慢行走，或扶桌站立。疼痛稍缓时就可在床上仰着身子睡会儿，仰卧可以使腹内宽舒，胎儿转身毫不费力。当准妈妈睡的时候胎儿一般也会睡，和妈妈一起养精蓄锐。

临产再痛也不能曲身弯腰

没有哪一个妇女生孩子是不痛的，所以痛是一个自然现象。痛到极点，自然易生。但是我们千万不要大喊大叫，气容易从喊叫当中耗散。此外，**临产再痛，也不建议准妈妈屈伸弯腰，使劲蜷缩着，**因为这个姿势会造成子宫空间的狭窄，胎儿无法转身，导致难产。

> 将产，最戒曲身眠卧（八九月即宜戒之临产尤要）。盖产母畏痛，多不肯直身行动，以致胎元转身不顺。儿将到产门，被母曲腰，遮闭再转。
>
> ——《妇科玉尺》

> 但睡则宜正身仰卧，使腹中宽舒，小儿易于转动。盖母坐立则儿倒悬，母睡则子亦睡，转身更不费力。故宜安眠稳食，不可曲身乱动。
>
> ——《竹林女科证治》

　　孕妇如果朝上仰卧，腹部的空间就相对大，能够让胎儿有转身的机会。这个时候，千万不要惊扰到孕妇，要不就容易"致产妇气怯，胞破浆干使儿转身不易"。如果身边有亲近的人来陪伴，会极大地减少准妈妈在产房中的恐惧感和孤独感，生得更快、更容易些。这时家人可以按摩有效穴位，并随时说一些鼓励和安慰的话，不要让准妈妈感到孤立无援。准妈妈可以配合按摩放松时吸气、指压时吐气。如果学习过董氏特效穴，还可以用中白穴、下白穴（图20）来缓解腰痛。

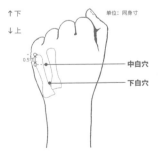

图20　中白穴、下白穴

在第一产程宫口要打开的时候，董氏特效穴有一套具有催产作用的穴方：灵骨穴（图21），火主、火硬穴（图22），下三皇穴（图23），火包、妇灵穴（图24），让骨缝打开，促进生产，具体可以参考《图解董氏特效穴》。曾经有一位妈妈非常兴奋地和我们说，她有一个朋友打催产素没有动静，只宫缩，不开指。医生说如果还没有动静就要剖宫产。然后她就把催产的穴位告诉了她朋友的老公，她老公上午给她朋友按揉脚上催产的穴位，下午就开指了，晚上顺利生产。

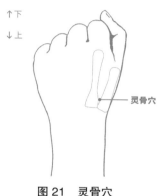

图 21 灵骨穴

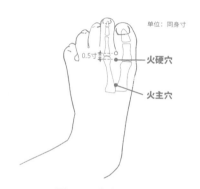

图 22 火主、火硬穴

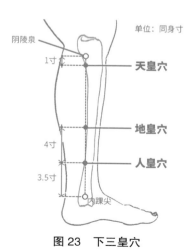

图 23 下三皇穴

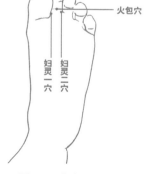

图 24 火包、妇灵穴

生产时的疼痛是一个女人成为母亲必然的经历。在这个过程中，最关键的是自己不言放弃的信心，用爱的力量超越痛苦，那份经历将会是生命中的一份刻骨铭心的礼物。

 ## 临产七候，顺势发力

关于如何顺利分娩，大家可以去读读《达生编》里面对分娩的注意事项。我这里把关键的点给大家做个梳理，里面总结了临产有"**六字箴言**"，前面我们已经提到了"**睡、忍痛**"三字，还有三个字就是"**慢临盆**"，意思就是顺势而为，不要急于用力，胎儿在腹中会自动转身用力，不恰当的时机用力，反而会帮倒忙。所以母亲一定要等到孩子逼到产门，也就是腰腹重坠异常、目中金花爆溅的时候方可用力。

> 若小儿果然逼到产门，则（产妇）浑身骨节疏解，胸前陷下，腰腹重坠异常，大小便一时俱急，目中金花爆溅，真其时矣。当于此时临盆，用力一阵，母子分张，何难之有。
>
> ——《达生编》

> 凡儿之生，自有其时。时至则儿身转顺，头顶正当产门，胞浆大来，腹重腰痛，谷道挺迸，产母中指中节或本节跳动，此为正产之时，方可临盆，用力送儿，自顺生矣。
>
> ——《医宗金鉴》

那么什么时候该用力呢？生产会有三个产程。在第一产程，宫口还没开 10 厘米（即尚未全开）的时候，千万不要用力，以免造成宫颈水肿，影响产程进展并导致分娩后期乏力，这就是古人提出"慢临盆"的原因。准妈妈应该在宫缩时运用呼吸，放松全身肌肉，不能屏气使劲。

古人总结了临产七候，也就是临产的时候常见的七种体征和感受，当出现这些时就意味着宫口已经全开了：

临产七候

1. 肚脐周围出现疼痛；

2. 腰部沉重有下坠感；

3. 眼睛有快冒火一样的热感；

4. 肛门处有强烈的坠感（要大便的感觉）；

5. 外阴出现肿大；

6. 触摸中指两侧有明显的动脉搏动；

7. 胞水或血俱下，阴道流出红褐色的黏稠液体或血丝，俗称"见红"。

一般见红后 24 ~ 48 小时就会分娩了。阴道流出羊水，俗称"破水"。这时会感到阴道里好像有一股股的热水流动，无法自控，专业上叫"破膜"。顾名思义就是孕妈的胎膜破裂，羊水从阴道流出来的现象。正常情况下，"破膜"会在宫口快开全的时候自然发生。宫口开全就可用力了，此时，产妇需要配合阵痛，有意识地施加腹压，这就称为"使劲"。

临产有七候：脐腹急痛，腰间重坠，眼中出火，粪门逆急，产户肿满；手中指筋脉跳动；胞水或血俱下。方是子出胞时，始可用力。如数证未备，即一二日，切不可使其努挣。

——《幼幼集成》

临盆七候　一脐腹急痛，二腰间重坠，三眼中出火，四粪门逆急，五产户肿满，六手中指筋脉跳动，七胞水或血俱下。以上七候方是子出胞时，始可用力。如数症未备，即腹痛一二日，切不可努挣。又有胞水已下，儿头已至产门，三四日仍不下者，因母气先馁，此时人参为专功力不能者，用大剂八珍汤送白凤丸二粒，补其元气，调其饮食，时至自生。

——《济生集》

在宫口全开的时候，准妈妈就要配合着宫缩来用力了。在宫缩刚开始的时候，首先可以轻轻地呼吸一下，然后采取深呼吸。当空气进入胸腔后先吐出一些气，然后憋住，当宫缩达到极点的时候就像排便一样，向肛门口方向去使劲。如此反复多次，一直到胎头露出，此时阴道口已经扩展到最大了，就不适合进行憋气用劲儿了。可以根据医生的要求张嘴进行清浅快速的呼吸，最后在医生的帮助下利用宫缩产生的压力，将胎儿顺利地娩出。

 ## 断脐有法，时间长度方式不当都会伤到孩子

胎儿从母腹中诞出，剪断脐带是宝宝降临人世所遇到的第一件大事。脐带如何剪，什么时候剪，剪多长，背后都有很多讲究。断开脐带这一

个看似简单的动作，可能会对孩子未来的健康带来深远的影响。

下面我将结合中医古籍里的论述系统给大家梳理古法育儿里的断脐建议。在讲述之前，先给大家分享一个令人温暖的故事：

> 从课前孩子生病到现在差不多一个多月了，今天明显看到孩子身体和脸色变得越来越好。今天想分享的是另一个喜悦，记得牛妈讲课时提到过脐带血对新生儿的重要性，我一直很遗憾自己没有早点结识牛妈学习相关知识。如所有新生儿一样，我家孩子也在出生一刹那就剪断了脐带，几百毫升的脐带血就那么白白地"溜走了"，使得孩子一出生就有贫血的问题，也没能避免黄疸问题。我的一个外国朋友，本月初在北京喜得小公主一枚，在生之前给她看了关于脐带血的视频，建议她跟医生交流。结果生产后，她很开心地跟我讲，她亲眼看着脐带血慢慢地流向她孩子的身体，相信那一刻定是温暖的画面。感谢老师的分享和帮助，使得它变成了现实，相信越来越多的待产妈妈都能体会这种幸福。
>
> ——@Wei Wang 苏墨妈妈

近年来，越来越多的专家发现了晚断脐的必要性，晚点给宝宝剪断脐带有避免贫血（增加三分之一血量）、促进呼吸功能、减少窒息等诸多好处，2016 年世界卫生组织也开始提倡晚断脐。

"晚断脐"指的就是宝宝出生之后不立刻剪断脐带，而是等待更长的时间（1 ~ 3 分钟），甚至等到脐带结束搏动之后"断脐"。其实，"晚断脐"在中医古籍里早有相关论述，与现代医学的最新研究不谋而合。

比如《儿科要略》里就提到："断脐之法，接生者一手握脐带近胞衣处之一段，一手将脐带推挤数次，使胞中之血贯注脐穴。然后握紧于离脐六七寸处，以棉线紧扎，用消毒洁净之利剪迅速剪断，再用枯矾掺软，帛上包裹。于脐上亦满掺枯矾，再将脐带盘置脐上，外用纱布包裹，绕背紧扎，俟其干燥，随时将护。"

短短几句，古人就已经道出了断脐的诸多要领，不仅给出了晚断脐的建议，还给出了更加切实可行的推挤之法——手握脐带近胞衣处之一段，一手将脐带推挤数次，使得脐带里的血液能够快速地注入孩子体内。

在中医古籍里，不仅强调要晚断脐，而且建议如果必须洗浴（一般来讲，应在断脐三天后洗浴），那么断脐要在洗浴之后进行，这样做可以减少寒湿的侵袭。因为肚脐在中医被称为"神阙穴"，不仅是任脉的要穴，更位于下丹田，与人体元气密切相关，很容易感受风寒侵袭而致病。此外，神阙（肚脐）还被称为"先天之结蒂，后天之气舍""五脏六腑之本，元气归藏之根"，所以需要小心呵护。比如《儿科要略》里就提到："婴孩生下，不洗浴则已，若须洗浴，必先洗浴而后断脐，决不可先断脐而后洗浴。盖先断脐而后洗浴，则水湿风寒，俱易袭入脐中以致病也。"

同样的道理，**断脐时最好不用刀，避免脐部被刀冰冷的寒气所伤**。古籍中推荐隔着单衣用牙咬断，再连呵七口暖气，然后缠结。如果必须用刀，暖透再用。这在《备急千金要方》《小儿卫生总微论方》《婴童宝鉴》中都有论述。

> 凡断脐不得以刀子割之，须令人隔单衣物咬断，兼以暖气呵七遍，然后缠结所留脐带。
>
> ——《备急千金要方》

断脐之法，当隔单衣，以牙咬断之，将暖气连呵七遍。若用刀断之，须用剪刀，先纳怀中暖透，然后方用。不得便用冷刀，多致伤脐生病。宜切戒之。

——《小儿卫生总微论方》

凡小儿生下可先浴而后断脐，及可以衣衬而口啮之，不然则刀断。如刀断者，则以剪刀先于怀中厌令暖方用。

——《婴童宝鉴》

断脐的时机选对了，下一步就是留多长的脐带。古籍里提到：脐带剪短了，"短则伤脏"，留长了，"长则损肌"，**正确的做法就是"断脐六寸"**。脐带一定要留六寸长。中医认为：人一呼一吸，脉走六寸。剪短了，蕴藏在脐带中的气，就会保留得不足；留长了，也会损耗孩子的气。

其断脐带，当令长至足跗，或云当长六寸。若太短则伤脏，令儿腹中不调；若太长则伤肌，令儿皮枯鳞起。

——《小儿卫生总微论方》

剪断脐带，当以六寸为度，不可过为短长，短则伤脏，长则损肌，其束脐当用软绢新棉裹之，以避尿湿风邪，此预防脐风第一要法。

——《儿科萃精》

> 断儿脐者，当令长六寸，长则伤肌，短则伤脏。若不以时断及接汁不尽，则令暖气渐微，即自生寒，令儿脐风。
>
> ——《幼幼新书》

这个寸不是现代度量的尺寸，取的是"同身寸"（如图 25 所示），意思是每个人都有自己的寸，所以每个人的寸的长短，都不相同。将食指、中指、无名指和小指者四指并拢，以中指中节（第二节）横纹处为准。四指横量作为 3 寸，两个 3 寸自然是 6 寸了，不过这要以宝宝自己的手为标准测量。

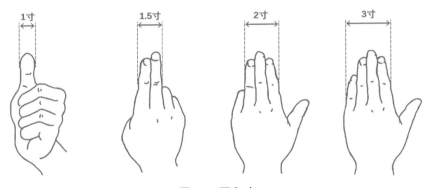

图 25　同身寸

现在很多医院产科剪脐带皆仅留 1 ~ 2 厘米，这个长度就容易导致"短则伤脏"。现在很多孩子自幼就有明显的"脾虚"等脏腑虚弱问题，比如大便不成形、常夹有不消化的食物、排便困难、大便像羊粪球一样、面色黄暗、吃得不错但人干瘦，等等。除了后天饮食养护不当外，与脐带处理不当也有相关性。脾为后天之本，如果脾虚了，自然会影响到孩子以后几十年的身体健康。

背离天然的事物，终有代价

有些准妈妈可能怕疼，在没有必要的情况下会倾向于麻醉加剖宫产。其实剖宫产虽然当时不疼，但是把痛苦后移。从中医的角度来说，横切的方式，会影响到任脉和冲脉。冲脉和任脉都属于"奇经八脉"之一，起源于"胞宫"，或者叫"胞中"，也就是小腹内的位置，与生殖机能的关系密切。对女子来说，其冲任之脉相互交通，共同调理月经及生育功能。剖宫产手术的部位就是在小腹部冲任二脉所经过的地方，所以就难免会损伤到冲脉和任脉等，导致术后冲任气血受阻而产生其他问题。群里有妈妈和我反馈因为选择了剖宫产，产后气血亏虚得更加厉害，请了催乳师按摩，加上喝一些下奶的食疗方作用都微乎其微，自从剖完以后身体也特别乏力，恢复调养了一年才缓过劲来。

所以，我们现在的科学技术，一方面让我们减少了很多的挑战、恐惧和麻烦，但另一方面如果我们盲目地使用这些方法，去违背自然规律的话，或多或少是要付出代价的。如果这一关我们去逃避了，没有去面对，未来绕到后面去等着我们。

剖宫产只能说是一种解决难产的手术，绝不是一种避免痛苦的生产方式。有的大夫会以看不到经络来否认经络的存在，实际上，临床上通过经络穴位调理的效果显而易见。我们看不见，只是代表不在肉眼可见范围内而已，看不见而实际存在的还有很多，比如无线电波、网络信号等。

此外，省略了这个自然分娩的过程以后，孩子在独立面对这个世界前所需要的"热身运动"就没有了。孩子的第一声啼哭，其实意味着他自身呼吸系统和气机运转的第一次启动。因为在胎儿时期，他的胃肠系统和呼吸系统相对是休眠的状态，气血营养的输送主要依赖于母体。所以在他自身启动之前，我们就需要有一个准备运动。而我们在分娩过程中，子宫有规律地收缩、舒张，就是对宝宝心肺功能的一种锻炼。能排出积存在肺间质里的羊水，为宝宝出生以后的自动呼吸创造有利条件，孩子将来呼吸系统相关的疾病比如肺炎、咳嗽等就会相对减少。

而且，在自然分娩的过程中，由于产道的挤压，胎儿在产道里边可以得到触觉、味觉、痛觉以及方位感的锻炼，这些能促进大脑尤其是前庭功能发育，对以后的运动及性格都有益处。自然分娩，可使产妇产门扩张得很大，有利于产后恶露的排泄，产后子宫的恢复也快些。整个过程，也是妈妈与胎儿第一次巧妙而难得的合作体验，在相互配合中，共同从黑暗走向光明，这种配合会让心与心更好地交融。

如果说疾病的痛苦会让我们觉察生活中所犯的错误，那么生育的痛苦对我们和孩子的身心也是一次历练和升华。面对痛苦时内在力量的觉醒，会让我们更好地面对未来生活中出现的种种磨难。

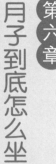

第六章 月子到底怎么坐

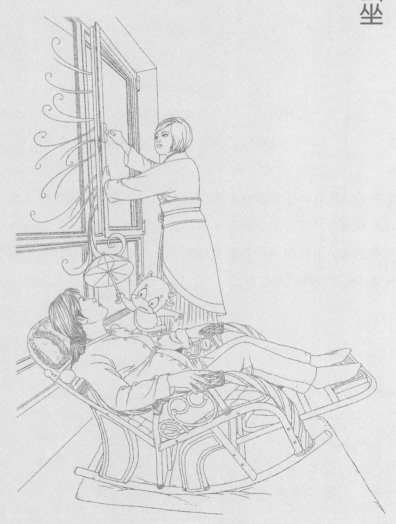

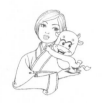

　　古人有"弥月为期，百日为度"的说法。产后第一个月称为"弥月"，即"小满月"；广义的"月子"指分娩后一至三个月，即"百日为度"，俗称"坐月子"。中医认为，产后新妈妈身体的各系统尤其是生殖系统会发生较大的生理变化，体质特点为气血双亏，血虚多瘀，百节俱开，需要慢慢去调养。产后调养是否适宜，直接影响以后的身体基础。如果未调养好，则可能为身体埋下各种健康隐患。

月子不是坐不坐，而是怎么坐

坐月子是个争议非常大的话题，尤其是产妇因为"捂月子"，不开空调，不开窗，不开风扇，穿长袖长裤，盖被子，导致中暑，最终抢救无效而去世这样的例子，导致很多人借此更加批判坐月子的"科学性"。

其实，上面的案例根本就不是古人所说的坐月子的方法，在《医学入门》中明确提出这一点："夏月房中不可太热，亦不可人多气盛，以致热过，则气耗散而不能送血。"而且古籍中也没有说整一个月不能洗澡洗头。

认为整个月子都不能清洗，认为坐月子就必须把产妇捂得严严实实的，窗户都不能开一下，这是对坐月子的极大误解。试想，如果一个月都不开窗，捂着的话，势必会造成屋内的空气不流通、污浊不堪，对产妇和婴儿的健康都不利。但是我们需要有意识地避免接触生冷、寒湿，尤其在产后第一周更要注意。

还有一些人说西方人都不坐月子，不照样好好的吗？美国的医院在产妇生完孩子以后，就会把一大杯的冰水端给她喝，西方人为什么要这么做呢？他们发现喝了冰水以后产妇比较容易止血。而从中医来看，就是寒则收引凝滞，对我们中国人的体质来说，千万不要在月子期间，尤其是刚生完孩子时，把一大杯冰水喝到肚子里，很容易会落下月子病。

西方人的体质偏热，相比中国人来说，不太怕寒邪，平时也会摄入水果、牛奶等平衡体内的热。这种体质是他们没有形成坐月子传统的原因之一。另外他们毛孔粗大、骨节相对粗疏，一旦受邪会有更充足的机会去祛除邪气，但是不等于西方人不坐月子就一点儿事没有。其实西方人到了老年，得关节病的人非常多，只是他们不会把这些病和月子的养护联系起来。

而中国人体质相对偏寒，这就是所谓的人种不一样。所以，并不是中国人矫情，非得要坐月子，我们的老祖宗留下了这么多坐月子方面的禁忌，是从长远去考虑的。当我们阅读这些内容的时候，更要去理解其背后的道理，那么在以后具体落实的时候，就知道如何去取舍以及变通。

 ## 产后再累，也不能倒头就睡

刚刚生产以后，我们要遵守一些行、住、坐、卧的规矩。这种规矩不是为了给别人看，而是为了保护我们自己的身体。产后需要注意的第一个事项就不可以倒头就睡，只可以安静地休息。

为什么刚生完不能够马上睡觉呢？因为此时有一个重要的任务就是要把恶露从体内排出体外，否则的话，会影响产妇的身体健康。

> 产下之后，要坐靠两时许，方可高枕而睡，可免血晕……勿可睡熟，恐倦极熟睡，血气上壅，因而眩晕。不宜高声急叫，以致惊恐。
>
> ——《济生集》

> 产毕须闭目稍坐，然后上床，以被褥靠之，暑月以席卷之，数枕靠之，若自己把持不住，令老练女人靠之，不可实时睡倒。
>
> ——《产宝》

可能有很多妈妈并不知道这一点禁忌，甚至也有一些老人不知道。认为妈妈刚生完了以后，体质非常的虚，经历了长达几个小时甚至一两天的生产，耗散了很大的元气，肯定是需要休息的。但是，老祖宗给我们总结，刚生完不建议马上入睡，因为容易瘀血停滞。《妇科玉尺》就提到："若瘀血不尽，流于遍身，则肢节作痛。"

所以，正确的做法是，先闭着眼睛，稍坐片刻，然后上床把身体靠在被褥或者枕头上。如果身体太虚弱了，也可以请家里人扶一下，以免眩晕。最好家里人能陪在身边，时不时轻轻地跟她说话，目的是不让新妈妈睡熟。这个时候新妈妈也最怕受到惊扰，所以无论出现什么情况，旁边的人都不能高声急叫。

有条件的话，房间里最好能放一盆醋，下边微微加热，让醋在室内能更快地挥发，或者把醋涂在产妇鼻下。这在《证治准绳·女科》《产宝》《万病回春》等古籍里都有提及。这样做有什么效果呢，因为肝是藏血的，醋的酸气能够入肝，有收敛肝气的功效，可以防止血晕，而且醋也有解除污秽的作用。

 ## 闭目静养，切勿伸足夹腿

俗话说"闭目养神"，中医认为，神是人体生命活动和精神活动的总摄，和心身健康关系重大。《黄帝内经》曰："得神者昌，失神者亡。"可见神的充耗，关系到人的生长壮老已；神的得失，又关系到人的昌亡。养神非常重要，而且"目"号称心灵的窗户、传神的灵机。看一个人的精气神，很大一部分可以从眼睛来看，因为五脏六腑之精气皆上注于目，五脏有藏，精气上荣，则目光为炯炯，转折分明。

虽然产妇不能立刻躺下入睡，但可以闭目养神。产后虚弱，坐靠一段时间以后，才可以垫着高枕躺下。

注意躺的时候有一些要求。《济生集》里提到："膝宜竖起，脚后可放箱子一只，使脚勿伸直……只宜闭口静养。"《医学入门》也建议："上床仰卧，不得侧卧，宜立膝，不可伸足。"

总之，我们要注意休息的姿势，首先应该是仰卧，而不是侧卧。朝上躺着，膝盖一定是蜷曲竖起来，像生产的那个姿势一样，为的是让恶露能够往外排。**切忌不能伸足夹腿，容易把恶血闭在里边。**

此外，家人可帮助孕妇从心到肚脐往下轻轻按摩，每天做5~7次，连续三天，促进恶露排出。

谨防风寒，不可当风坐卧

这一块内容，是最有争议的地方。现在有一些年轻的妈妈耐不住性子，坐月子没两天就也不戴帽子，也不系围巾，跑出去逛街购物、会朋友。还有一些"育儿专家"，也会介绍自己没有坐月子，却依然容光焕发的经历。

但是，阳气的耗散是个逐渐的过程，很多疾病都是一个积累，不是当下就可以显现出来。我接触到的很多妈妈腰酸背痛，或者头疼，就是月子里没有注意而落下的病根，特别难以调理。虽然古法里太多的禁忌是和人的欲望相违背的，但这些禁忌却真正能保护到我们。

中医认为女子刚生完孩子的时候，骨缝都是打开的。差不多一个月的时候，骨缝才会慢慢地关闭，此时气血是最虚弱的。所以在产后一个月的时间里，外界的风寒暑湿燥火会轻而易举地溜进骨头缝，就像一个城池，城门大开，而且连士兵都几乎没有，那不是任何敌人都可以大摇大摆地进去吗？而且一旦进去了，以后骨头缝闭合了，邪气就很难出去了，不是随便能够去掉的。所以有一个说法叫月子里的病一定要月子里治。因为停留在骨缝里的这些邪气，通常只能在下一次生孩子骨缝再次打开的时候把它逼出来，我们平常很难有让骨缝打开的机会。现在我也在探索这样的方法，比如说练有内力的、可以开骨缝的太极拳，或者用针灸汤药，但何不从预防开始呢？

首先，**产后的腹部一定不能受凉**。《竹林女科证治》里面说："产后忌冒风，而产门更易谨防。虽七日外亦须遮盖紧密。脐腹时宜使用衣服烘热温之，虽暑月易厚盖，否则腹寒血气不行，且多疼痛。"我们可以把几件质地非常柔软的小衣服先烘干，然后轮流盖在肚子上。就算是炎热的夏天也不能够仅仅盖着单被，否则容易导致寒气乘虚而入。我们也一定要注意孕妇从肚脐往下到包括产门这些部位，都不要受凉。要用温热的东西去覆盖，有条件的可考虑使用艾绒的肚兜或腹带，睡觉的时候可以带上。

其次，**并不是整个月子都绝对不让洗头洗澡，而是在七天以内尽量避免**。因为这个时候人体相对比较虚弱，洗头洗澡不仅仅容易受寒受风，更容易开泄肌肤，比较耗人的阳气。这一点体虚的人会有感受，我有一个同事，以前因为体质弱，洗澡以后特别容易晕厥。关于产后的具体禁忌，在《产宝》《济生集》《竹林女科证治》《胎产指南》《胎产心法》里面写得很清晰，大家可以读一读下面原文：

产后调护之法　七日内不宜梳洗，尤忌濯足，惟恐招风受湿。疾病蜂起。昼夜令人陪侍，毋致虚惊，变症百出。

——《产宝》

产后便览　产妇七日内，勿洗下部，勿梳头，勿劳神力，勿起早，以冒风寒，勿行走以动筋骨。至八日外，可用温水坐洗下部，但须紧防产门入风……女工勿用凉水以洗手足，即温水亦宜少洗。

——《济生集》

若月内用凉水洗手足，晚年必患风痛等症，虽极贫亦宜忌之，以免终身之患。月内见风，面目浮肿，晚年烂眼边。

——《济生集》

产后七日内毋犯冷水，毋洗下部。毋梳头以劳力，毋起早以冒风，毋行走以伤筋骨。至七日外方可用温水洗下部，尤须防产门进风。月内毋多言，毋劳女工，毋用凉水洗手足，即温水亦宜少洗。

——《竹林女科证治》

七日内切不可洗下部，七日外方可洗，就床坐洗，盈月后方可梳头洗澡，一百日内不可劳力过度。冬末春初，天色凝寒，宜密闭产室，四围置火，常令暖气和煦，而且下部衣服不可去，俾可免胎寒血结，以致难产停胞也。

——《胎产指南》

凡产逢暑月，切不可当风睡卧，最忌食凉用扇，及洗足澡浴，虽盛暑不可用冷水洗手足。

——《胎产心法》

从上面的原文里，我们可以读到的核心要点是要避风、避寒，所以月子里不是不可以洗，而是不要用凉水去洗，七天以内尽量不要洗。如果实在很难受，可以用艾叶煮水，然后把毛巾沾在里边，拧干以后擦一擦。擦的时候注意水温不要凉，要用温和的水来擦。尤其是夏天，千万不要贪凉。擦完了以后，及时用干毛巾把身体擦干。超过七天以后就可以适当洗澡了，但要注意在浴室里穿好衣服鞋袜再出来，避免受风寒，招来不必要的病痛。八天以后呢，就可以用温水来刷牙、洗脸、洗脚，洗漱的时间不能长。稍稍擦拭就可以了，一定要用毛巾擦干，而且每天可以用温水清洗下部，建议用艾叶煮水，效果更好。此时用的温水，不建议用生凉水兑，家里最好准备一个金属的桶，可以把水烧开以后倒进去，把水晾到合适的温度。我们还可以用益母草、艾草、老姜皮等来煮水，这会更好。

此外，在天气寒冷的时候，要把门窗紧闭，不能让冷空气钻进来。夏天坐月子的妈妈比冬天坐月子更容易进风寒。因为夏天开泄得更厉害，外面又很热，妈妈们不自觉就要去找凉快的地方，比如说倚着墙，坐比较凉快的地方，心想我也没有开空调，没吹风扇，但是忽视了倚的、坐的可能也是凉的，所以非常容易放松警惕。我有一个朋友在坐月子的时候，就觉着墙凉快，倚在墙上。结果，三十多岁的时候，她整个肩膀、后背里边是刮着大风的感觉。所以，她在非常炎热的夏天也要围着厚厚的丝巾，即使这样，她也是很不舒服的。当然物极必反，也不能说因为我们怕风寒，就一个劲地热，太热太闷也不行，热过及也伤身体，容易捂出问题来。所以，我们可以在风和日丽的日子适当地开窗透气，让产妇和孩子先换到没有开窗户的屋子待会。换好空气，窗户关了以后，再回到房间，这样就都能呼吸到新鲜空气了。

即便是夏天，也不建议在产妇的房间开空调，实在很难受的时候，可以在隔壁屋子开一阵子，然后再关掉。如果把空调的制冷开得很大，一方面寒邪会侵入人体里形成顽固性头痛、骨节疼痛；另一方面还会对小婴儿新运转起来的肺造成严重的损伤。因为肺是主皮毛的，婴儿的代谢非常快，出汗也比较多，如果寒热交击，非常容易形成湿疹等一些皮肤问题。

如果产后膝盖酸痛无力，或者是着凉受风寒，我们有一个办法，能及早地把风寒驱除出去，就是练习跪膝法（图26）。在一个不太软，但是也不要十分硬的床上或者地毯上面跪着行走。一跪以后气血就会源源不断地流向膝盖。膝盖由于新鲜血液的供养，而使寒气可以驱逐出去，里边的风寒湿积液都可以消散，肿痛可以化解。但是有人膝盖有伤痛，那就先在比较软的床上跪着不动，先不行走，缓缓地运动，慢慢适应以后，膝盖就会不痛了。这种方式还可以补肾、治腰痛。

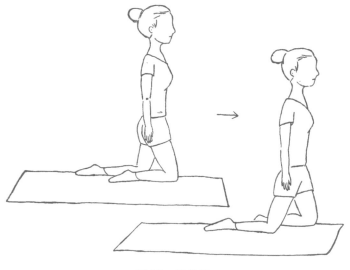

图26　跪膝法

 ## 产后动气，易停血成块

这部分主要说的就是产后一定不要动气，前面我们反复提到，"百病生于气"。

在产后这个特殊阶段更要注意，如果月子受气，非常容易停血成块，成疾难治。《证治准绳·女科》就提到："初产时不可问是男女，恐因言语而泄气，或以爱憎而动气，皆能致病。"《济生集》里也提到产后生气的后果非常严重："忌产妇生气，如月内受气，停血成块，非药可治，三年之内，必遭危亡。小产后亦同。"

美国的科学家为了证实人体在生气时分泌毒素做了一个这样的实验。在几个盛有正好零度的冰水混合物的容器里，用玻璃管注入不同情绪状态下的人呼出的气体，然后观察冰水与气体混合后的变化。结果发现，心平气和的人呼出的气冷凝成水后，水是澄清透明无杂质、无颜色的。悲痛的时候水中有白色的沉淀，生气的时候有紫色沉淀。科学家把人生气时呼出的生气水注射到大白鼠身上，几分钟以后大白鼠就会死掉。由此就可以了解到，生气的时候生理反应是十分强烈的，分泌物成分复杂，且更具毒性，因此爱生气的人很难健康，更难长寿。而且，生气10分钟就会耗费人体大量的精力，程度不亚于参加一次3000米的赛跑。所以告诫人们，一定要少生气，做妈妈更应该少生气。**生气完以后绝对不能给孩子喂奶，这对孩子的身体不好，古书上说轻则长疮，重则生病。**

除了生气，抑郁也是产后常见的一种情绪。据一项调查数据显示，如今患上产后抑郁的产妇在我国高达5.5% ~ 37%，甚至经常有年轻妈妈因产后抑郁而伤害孩子及家人的报道。产后抑郁是一种较为普遍的产后精神病，程度有轻有重，会给个人和家庭带来不良影响。其实不只抑郁，过悲、过忧，过怒、过恐等负面情绪都可能在产后发生。

为什么产后容易抑郁呢？在《诸病源候论·妇人产后病诸候篇》中就已有相关记载。《陈素庵妇科补解》里还对产后抑郁的病机病理做了归类，认为心脾两虚、瘀血内阻、肝气郁结都可引起产后情绪抑郁。新妈妈她自己也不想哭，但是会不由自主伤感流眼泪，所以产后家属除了关心孩子也要多关心妈妈，去理解和包容、支持她，而不要认为新妈妈太矫情。拿产后抑郁来说，一般来讲产后情志失调随着身体气血恢复正常也会转好，但情况恶化则会出现产后抑郁症，需要就医治疗，否则可能酿成妈妈伤害宝宝或者自己的悲剧。

还有老人经常告诫我们坐月子期间不要哭，这个说法也是有道理的。因为肝开窍于目，为精血所养。**产后本已气血耗散，若再哭泣则更伤于**

精血，造成眼睛的伤害。因此，新妈妈也要尽量想办法调整好自己的情绪，好好休养。

为了让新妈妈尽快走出负面情绪的阴影，以下一些方法可以借鉴：

首先，不要纠结生男生女。很多夫妻在生孩子前都会对孩子性别有所期待，尤其是二胎家庭。其实孩子的性别是我们控制不了的，既然选择生，就应该从心理上接纳这一不确定因素。因此，如果孩子的性别不是自己所期待的，新爸爸也要好好宽慰妈妈，不要让她在气血亏虚的情况下再钻牛角尖。千万不能在一旁唉声叹气，让新妈妈心情更糟糕。

其次，不要思虑过度。很多女性是第一次生孩子，从此多了一个新的身份，也多了一份沉甸甸的责任，而且刚出生的小孩会有很多突发情况，导致新妈妈操心、焦虑、思虑过度。其实牵挂自己的孩子是很正常的，但此时更重要的是妈妈好好恢复身体，只有养好身体才能在将来更好地照顾孩子，建议可以把这份责任让新爸爸多承担些。新爸爸此时也不要用家庭琐事、人际关系等心烦之事烦扰新妈妈，应该多讲些有趣、美好的事，也可在房间里放些安静的轻音乐，给妈妈和宝宝创造一个平静美好的环境。

许多妈妈认为自己一定不能做得比别的妈妈差，常常因为没有做好所有的事情而感到十分失望，强迫自己达成一些不实际的期望。其实，正确的观念应该是**成为一个快乐的妈妈，而不是一个完美的妈妈**。除了身体状况的影响外，产后抑郁很大的一个原因是因为妈妈们自己承受所有的担忧，其实妈妈可以列出关于成为父母后最恐惧的几件事，然后跟丈夫或者朋友谈谈，让情绪找到一个出口，而且也能真正解决各种担忧的问题。

另外，还可以适当做一些修养心性的活动，如深呼吸、散步、静坐、冥想平静的画面、听舒缓优美的音乐等。《英国精神病学杂志》刊登的一项研究称，唱歌能帮助这些新妈妈们克服抑郁，参加合唱的中度至重度产后抑郁症患者康复速度较快。从中医角度讲，唱歌有助于疏肝解郁。当然这个方法得在新妈妈气血恢复到一定程度以后才可以用。新妈妈可以轻声给宝宝唱些安详快乐的歌曲，既愉悦了自己，也和宝宝建立了最初的连接。

 # 百二十日内不可过劳

新妈妈分娩的时候，体力消耗很大，加上大量失血造成体质虚弱，所以需要一段时间休养。**古籍里建议一般至少给自己一百二十天的休养时间**。如《竹林女科证治》里提到："毋受惊恐，毋动怒气，毋过饮食，毋犯房劳，即一百二十日内亦不可劳神劳力。"很多新妈妈都认为生完孩子，终于可以好好放松了，在照顾宝宝的空暇之余，可以好好玩手机、看看电视了。要知道此时气血很亏虚，眼睛看东西是消耗气血的。所以在坐月子期间，最好不要看书、看手机、看电视、做针线活等，等气血恢复了才可以。

《黄帝内经》讲"恬淡虚无，真气从之，精神内守，病安从来"。老子在《道德经》第十二章里也提到："五色令人目盲；五音令人耳聋；五味令人口爽；驰骋畋猎，令人心发狂；难得之货，令人行妨。是以圣人为腹不为目，故去彼取此。"意思是，缤纷的色彩使人眼花缭乱，嘈杂的声音使人听觉失灵，浓厚的杂味使人味觉受伤，纵情猎掠使人心思放荡发狂，稀有的物品使人行于不轨。因此，应该注意收摄心神，尽量减少精气神的耗散。

有些人为什么会近视、耳聋，除了先天因素外，有很大一部分是自己存得太少、耗得太多了。我们的看、听，都是需要能量的。当我们聚精会神看一样东西的时候，分配到听这部分的能量会相应地减少，因为看和听本身不仅仅是在用眼睛和耳朵，而是在用五脏六腑的精气神。如果精气神耗太多了，脏腑内部就会不够，这个时候就要**尽量少用五官去耗，否则当时可能觉察不到，但日后身体上就会有不适**。如《医学入门》提到："一月之内，针线劳役，当时不觉大害，月后即成褥劳，手脚及腰腿酸痛；亦不可脱衣洗浴，强起离床太早，以致外感身强，角弓反张，名曰褥风。"而且，这种月子里劳累导致的病是最难调理的。《妇科玉尺》就提到："盖产后病最重而难治者，莫如蓐劳。蓐劳之由有二，一由内伤，因产理不顺、调养失宜，或忧劳思虑，伤其脏腑，荣卫不宣。"

　　产后尤其要注意的是要禁止性生活，至少两个月以上。这在《医学入门》《胎产心法》《济生集》等诸多古籍里都有强调。

> 　　如交合阴阳，令下部终身虚疾，将息百日以过乃可。
>
> 　　　　　　　　　　　　　　　　　　——《医学入门》

> 　　若未满百日交合，则虚赢百疾从此而生，必患脐下虚冷，手足腰腿酸痛等证，名曰蓐劳，最难治疗。
>
> 　　　　　　　　　　　　　　　　　　——《胎产心法》

> 　　忌房事，若月内犯之危亡。七七之内犯之有大病。至少双盈月外方可。若能忌过一百二十日外，不但产妇壮健，且于儿有大益。
>
> 　　　　　　　　　　　　　　　　　　——《济生集》

因为性生活需要消耗精力体力，在这段时间，不利于产妇身体恢复。产妇在分娩后，子宫由大恢复到小，阴道的黏膜受到损伤，分泌物会不断地由阴道排出体外，产后生殖系统抵抗力很低，所以在此期间进行性生活容易发生产褥。

总之，产后在饮食起居方方面面都要注意，不可劳神劳力，尤其不可同房，务必要休养一个月或一个半月。产后两周内，除了吃饭和上洗手间以外，其他的时间要多卧床休息，因为此时脾胃虚弱，脾的升清功能也会受到影响，若常坐或起身走动，可能引起子宫下垂。

当然，我们也不是主张产妇二十四小时就躺在床上不动。月子期间的产妇每天都应该有适当的活动量，这样反而会恢复得更快。产后三天以后才可以适当下床，这是一个界限。但仅限于慢慢地走走，活动一下自己的筋骨，活动时间要短。如果感到累，要马上回到床上，在床上休息的时候可以做一些简单的动作，比如说翻个身、抬胳膊、仰头。产后两周，可以做一些简单的家务，比如说擦擦窗台、桌子，叠衣服。做一些轻巧的家务等，但不要太累，只是活动活动筋骨。切记做家务的时候不能够碰冰冷的东西，做完家务最好用热水洗洗手。产后四周以后可以做一些简单的健身运动，运动的幅度不能太大，可以学一些专门用来给产后妈妈恢复的运动。

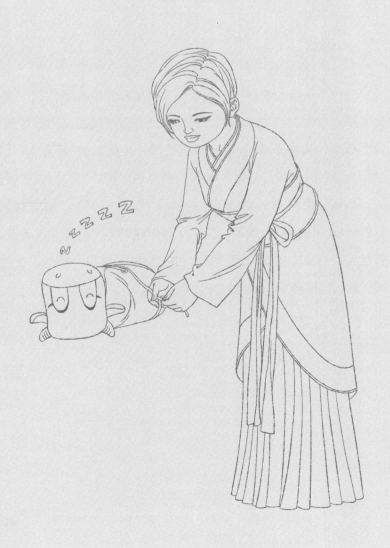

第七章
新生宝宝就像
刚萌芽的小草

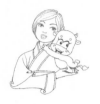

　　清代亟斋居士在所著《达生编·出生部》中提到："小儿初生如草木之萌芽，全在栽培，调护有法。若不留意，遗患终身，保婴根源，实由于此。"自脐带结扎起，至生后满28天这一段时间为新生儿阶段，这时期宝宝的特点是脏腑娇嫩，气血虚弱，生理功能和物质基础都处于稚弱的状态，而且初离母体，接触新的环境，适应能力较差，所以精心护理对宝宝成长非常重要。新生宝宝在这个阶段还要面临断脐、护脐、拭口、解毒、洗浴等问题，这些养护质量的好坏，将直接影响其健康。

新生儿护脐有三法

前面分娩那一章，我们强调了晚断脐的重要性。断脐的时间、方法、长度不当，都会损害到孩子的健康。那是因为肚脐这个位置对于孩子非常重要。

> 脐在身中号命关，冲任在此养灵根，最宜调护无伤损，才少差池减寿元。脐在两肾之间，谓之命门，乃人之根本也。
>
> ——《育婴家秘》

> 脐在两肾之间，任、冲、督脉之所系也，儿之初生，断脐护脐，不可不慎。
>
> ——《幼科发挥》

宝宝未脱落的脐带是一种坏死组织，如果沾水了很容易让脐部感染细菌，因此一定要让脐部保持清洁、干燥，让脐带断端在数天后自然脱落。为了防止脐带沾上水、尿液或其他脏物，很多医书上都记载了"裹脐法"（图27），即用一块四寸见方的干净棉布，放上半寸厚的新棉，裹在脐带上，不能太松也不能太紧，太松容易掉落起不到作用，太紧容易引起宝宝呕吐。这个方法在《达生编》《幼科发挥》等很多古籍里都有描述。

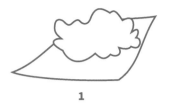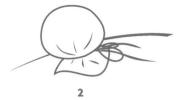

1   2

图 27　裹脐法

> 用旧帛一块，周广四寸。内衬新棉四围合拢缚之，务须缓急得
> 中，急则令儿吐，亦不可屡解，至十朝方解视之，若脐带燥，刺儿
> 腹痛，啼则解开，用油稍稍润之，仍旧裹好。
>
> ——《达生编》

> 三朝洗儿，当护其脐，勿使水渍入也。脐落之后，当换抱裙，
> 勿使尿湿浸及脐中也。如此调护，则无脐风之病，所谓上工治未病，
> 十得十全也。
>
> ——《幼科发挥》

有的医书上还推荐先用熟艾厚裹脐带，再用白棉布包起来。熟艾也就是放置三年以上的陈艾，有温经散寒的作用，可防止宝宝脐部受寒。其实大人腹部着凉疼痛也可以把熟艾放在布袋里敷在脐部，也可以让孩子穿艾绒肚兜。如《幼幼新书》就提到："婴儿初生断脐之后，宜着熟艾厚裹爱护。"

此外，《达生编》里还介绍了一个护脐肚兜制作（图 28）："须用熟绢制一三角肚兜，上锐下方，重复合之，中之两旁，折为两痕，如上襞绩之状，以线略缝其下，令中间可兜住脐带，上系长带，环儿颈中，下两旁方系长带，束于腰则带不擦动，自然日久方脱，此法极妙，但须预备

为佳。"意思是，为了防止衣服和脐带之间的摩擦，还可以用柔软干净的旧棉布给孩子做一个贴身穿的小肚兜。这个肚兜做法非常简单，如下：

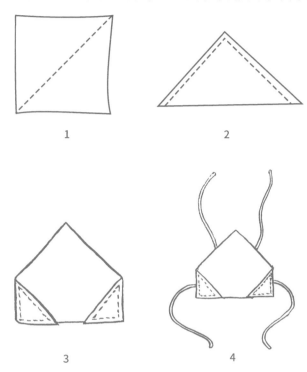

图 28　护脐肚兜制作

护脐肚兜

1. 把棉布裁成方形；

2. 对折成三角形，把边缘缝好；

3. 把 90 度的角放到上面，把两个 45 度的锐角往里折，成为一条直边，缝好固定；

4. 上面缝两条带子，可环绕宝宝的脖子系好，两旁缝两条带子可系在宝宝的腰上。

愈合中的脐带残端经常会渗出清亮的或淡黄色黏稠的液体，这属于正常现象。脐带自然脱落后，脐窝会有些潮湿，并有少许米汤样液体渗出，这是由于脐带脱落的表面还没有完全长好，肉芽组织里的液体渗出所致。可先用干纱布轻轻擦拭脐带残端，再用黄檗末敷在上面，2～3天后脐窝就会干燥。

一般情况下，宝宝的脐带会慢慢变黑、变硬，1～2周脱落。如果宝宝的脐带2周后仍未脱落，就要仔细观察脐带的情况。只要没有感染迹象，如没有红肿或化脓，没有大量液体从脐窝中渗出，就不用担心。

如果肚脐的渗出液像脓液或有恶臭味，说明脐部可能出现了感染，就要带宝宝去医院了。在宝宝肚脐伤口没有复原之前，最好不要让宝宝坐在盆里洗澡，可以先擦上半身，然后再洗下半身，避免脐部沾水感染。

现代医学对于断脐的方法及围产期的护理也十分重视，因为这直接关系到新生儿的健康。无菌技术、一次性断脐器的应用，大大减少了新生儿因断脐感染的疾病发生率，但某些方面比如断脐器具的温度、脐带保留的长度问题上，可能传统中医的护脐方法仍然有着重要意义。

 # 如何祛胎毒

胎毒是什么，至今没有明确的定论。现代著名儿科专家朱锦善先生对胎毒做过一些研究，他认为胎毒是父母体内的热毒，遗传给胎儿导致的各种疾病。另一位儿科专家汪受传则认为，胎毒分狭义和广义两种，狭义指胎中所禀热毒，与多种后天热性疾病发病有关；广义则可指与后天发病有关的各种先天致病因素。

西医里没有胎毒这一说法，但中医儿科病因学把胎毒作为小儿病三大病因之一，认为近80%的新生儿疾病都是胎毒引起的，而且小到一个月以内的新生儿，大到四五岁的孩子都会因胎毒引发各种病症。比如新生儿的痘疹、黄疸、口疮、丹毒、疖肿、疥癣等都属于"胎毒"的一种表现。所以古人比较注重祛胎毒，在古籍里也列举了不少祛胎毒的方法。

方法之一就是"拭口祛毒"，即**用棉帛裹指，揩去新生儿口中和舌上的秽恶污血，以免阻塞喉间造成窒息。**这一步非常重要，因为如不立即擦干净，婴儿一旦发出哭声，秽恶污血就会进入腹内，容易造成许多疾病。这在《幼幼集成》《千金翼方》《景岳全书》《备急千金要方》《婴童类萃》《育婴家秘》中均有相关论述。

> 小儿初生，先以绵裹指，拭儿口中及舌上青泥恶血，此谓之玉衡。若不急拭，啼声一发，即入腹成百病矣。
>
> ——《育婴家秘》

方法之二就是用"打口药"。打口药有很多种，比如甘草、姜汤、黄连汁、朱砂蜜、豆豉汁等，这需要根据胎儿的虚实寒热，并结合母亲的体质来调配，具体可以咨询专家。**这些打口药中，甘草汁最平和，可以通用。**

> 甘草之法自古称，能解诸毒性味平；浓煎频令儿吮服，免使胎毒蕴腹中。甘草性平，平和五脏，解百毒之药，故有"国老"之称谓。四时皆可用，虚实皆可服。取生甘草中指长一截，用水浓煎，以绵蘸水，让新生儿吮吸，则胎毒自解。
>
> ——《医宗金鉴》

此外，我们还可以**用鸡蛋清按摩法来祛胎毒**。小宝宝初生三日内，用鸡蛋清自**风门穴**至**尾闾穴**（长强穴，如图29），按节细摩，周而复始，会出现像头发一样的黑毛。尾闾部位要多按摩，越按摩出得越多，将这些黑毛拔尽，对痘、疹等皮肤病都有预防的作用。这个方法出自《鬻婴提要说》，群里有妈妈试过以后，反馈说对孩子的睡眠改善有帮助。

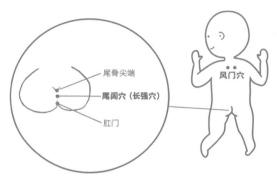

图 29　风门穴至尾闾穴

当然，**最好的祛胎毒的方法还是防患于未然，即在孕期中去防护**。中医认为胎毒的形成原因，和孕妈妈的生活习惯、体质和情绪密切相关。胎儿居于母体的子宫之中，"母热则子热，母寒则子寒"，就是说胎儿具有与母亲相似的体质，母亲的体质偏热，胎儿的体质就易偏热，母亲的体质偏寒，胎儿的体质就易偏寒。此外，如果孕妇怀孕期间饮食习惯偏激，如嗜食辛辣，并且房事不节制等，也容易引发孩子的胎毒。

> 小儿在母腹中，其母罔知禁忌，或好食辛辣之物，或恣意淫欲，以此蕴毒，流注小儿经络，他日发为疮痈痘疹，值此之由。
>
> ——《博集方论》

因此，妈妈要重视怀孕乃至备孕期间的饮食，避免吃一些辛辣、大鱼大肉、油炸、烧烤、味道厚重的食品。要知道这些可以满足自己一时口腹之欲的"美味佳肴"，会产生很多湿热，而生冷食物过多也会引发胎毒。"儿在母体内，一寒俱寒，一热俱热"，导致宝宝出生后各种过敏、红疹，苦不堪言。还有一点是孕期尽量不要同房，西医认为怀孕3个月到8个月期间可以有性生活，只要不要太剧烈伤害到胎儿就没问题。而中医建议孕期从头到尾最好都要禁欲，正如我们在第四章里提到的，怀孕期间妈妈如果有性生活，会加剧阴阳不平衡的情况，也会影响到胎儿。

此外，孕妈妈在日常生活工作中要控制自己的"坏脾气"，尤其是平时脾气火爆的准妈妈。肝属木，在志为怒，发怒的时候会肝火过旺，肝火旺会伤到脾土，脾胃受伤则运化不利，引发胎毒；也不要思虑过度，要知道脾在志为思，思就是思考、思虑。如果思虑过度也会伤害到脾，吃下去的东西得不到很好的运化会转化为痰湿水饮。孕妇在怀孕期间的情绪，如焦虑、抑郁、愤怒、忧伤等也会形成胎毒，影响胎儿的体质。

> 成胎之后，其母之关系尤紧。凡思虑火起于心，恚怒火生于肝，悲哀火郁于肺，甘肥火积于脾，淫纵火发于肾，五欲之火隐于母胞，遂结为胎毒。
>
> ——《幼幼集成》

总之，预防小儿常见病，关键一步是祛胎毒。而要想真正祛胎毒，最好的方法就是遵从孕期的养护禁忌，防患于未然。

沐浴五枝汤

古人给新生儿洗澡颇为讲究，如何调节水温的高低，洗澡的时间、洗澡的次数都有严格的规定。对洗澡的环境、具体的洗浴方法论述得非常详尽。洗浴的目的不只在于清洁皮肤，还可配伍不同的药物，起到预防和调理多种疾病的效果。

中医认为，宝宝断脐三天以后才可洗澡。如《医宗金鉴》里提到："断脐后三日浴儿，是为古法。现在刚刚出生，即入洗浴，殊为不智。"现在很多孩子都是出生第一天或第二天就洗澡了，为什么中医并不提倡这样做呢？因为小宝宝刚从温暖熟悉的母体里出来，神魂还没有安定下来，马上给他洗澡容易受到惊吓。"小儿初生，神魂未定，在母体恒温，初生后乍暖乍寒，初生即洗，易受惊吓。看小儿山根处，青筋隐隐可证。"

新生宝宝洗澡时间也要控制好，不能洗太长时间。而且**一岁之内，尤其是刚出生的第一周应该少洗澡**，因为刚出生的宝宝就像刚萌出的新芽，娇嫩柔弱而未经寒暑，多次洗澡会让宝宝受惊生病的机会增多。现代医学也认为小儿身上有一层体脂膜，具有一定抗菌、抗病毒的作用，因此不宜过于频繁地洗澡。脐带未落也要少洗澡，包括天气不好的时候也要尽量避免洗浴，否则容易受寒。

> 小儿一周之内不可轻易频洗，肌肤脆嫩，腠理不密，洗之恐湿热之气郁蒸不散，变生赤游丹毒。片片如胭脂，身发壮热，若毒瓦斯入腹者死。又有因浴伤寒，咳嗽上气外感之疾，多由此也。小儿脐带未落时，不可频浴，浴则水入脐中，脐风、撮口皆从此起。
>
> ——《育婴家秘》

古人对新生宝宝洗浴的方法也有讲究。现在很多家庭用婴儿沐浴露清洁，而古人多用药材煎汤：出生 3 天的新生儿，一般会用桃、槐、桑、梅、柳五枝熬汤洗浴小儿，具有解胎毒、辟疫疠、除邪气、利关节、祛风湿的功能。树枝的气有伸展条达之性，能助孩子肢体伸展条达，并选嫩枝，取其生发意，以助婴儿生长，尤其桃枝还有辟邪去恶、镇惊安神等作用。

> 儿生三日，宜用桃根汤浴。桃根、李根、梅根各二两，枝亦得，㕮咀之，以水三斗，煮二十沸，去滓，浴儿良。去不祥，令儿终身无疮疥。"
>
> ——《医宗金鉴》

> 三日洗儿，用桃、槐、桑、梅、柳枝熬水，加猪胆汁洗浴，可润泽肌肤，令儿胎疮不生。
>
> ——《备急千金要方》

不仅洗澡放的东西有讲究，洗澡的水也非常有讲究。在《备急千金要方》里提到"勿以杂水浴之"，这里的杂水指的是阴阳水，就是用冷水热水直接兑的温水，**而古人建议给新生儿洗澡尽量用开水，待温度降至37℃～42℃时使用**，也可以用手腕或手肘试一下，水温稍微比体温高一点即可。

需要注意的是，给婴儿洗澡时要选择避风的地方，室温应该在26℃～28℃之间。如果天气不好就尽量不洗，或者洗的时间短一些，避免宝宝受寒。如《景岳全书》中提到："小儿初生，天气微凉即大忌洗沐，恐腠理不密，元气发泄，而外邪乘之也。"

总之，新生儿的洗浴，首先应在断脐之前，以免被水湿所伤发生感染。此后的**洗浴应该等断脐后三天再进行**。洗浴场所的温度要不冷不热，而且浴室内应该无风，洗浴的时间不宜太长。冬天天气寒冷更不可洗浴时间太长，不然容易感受风寒发生疾病，而且容易泄孩子的"元气"，导致体质下降。夏天也要控制洗澡的频次。如果场所温度冷热失调，容易导致孩子发生惊恐，甚至进一步引发脏腑病变。

 # 未剃胎头不与帽

"落胎发"因主要在满月举行，故又叫"满月剃头"。从中医的角度看，孩子出生以后随着成长，脏腑机能会越来越完善，满月时孩子已经度过了生命最脆弱的阶段。满月剃头对宝宝健康的意义是，通过剃发去除胎中所带来的秽浊之气，助孩子的清阳之气上升，促进孩子的生长。同时满月剃头也是一种流传千年的民俗。

但满月剃头不是说必须在满月那一天，而是要选择晴天，且是气温和暖之日。如果是阴天、风雨交加的天气就不要给孩子剃满月头了。如《达生编》就提到："小儿初剃胎头，只要晴天和暖。若有风雨，可改期另日。"

医书古籍里建议孩子满月剃头时，应该选择温暖避风的地方。有的妈妈为了光线好会在窗户下给孩子剃头，但这个地方容易进风，所以要谨慎。

此外，《竹林女科证治》里还提到："婴儿初生，未剃胎发，不与戴帽，则自幼至长，难于伤风，永无鼻塞拖涕之患。"意思是，初生的婴儿，还没有满月剃头之前，是不需要戴帽子的。这样，长大以后，就不容易伤风感冒，流鼻涕。

中医认为头部是一个非常特殊的部位。《鬻婴提要说》提到："头者六阳所会也，脑为髓海，凉则坚凝，热则流泄，或囟颅肿起，头缝开解，目疾头疮，故头宜凉也。"意思是说，头部为六阳之会，也就是手三阳、足三阳这六条经脉都经过头部，因此头部容易发热；同时头部也是身体的一个重要的散热区，新生儿头部散热占全身散热的50%，为何孩子头爱出汗？就是因为头部散热多的缘故。

所以，**在室内环境下，新生儿不提倡戴帽子**。如果戴上帽子热量散不出去，容易引起上火。而且宝宝一直处于温暖的屋子里，脑袋上还有一层柔软的小胎毛保护呢，不会轻易遭受到风寒的。

不过有一个地方，需要我们注意，那就是新生儿头顶囟门未闭，调节肌肤腠理开合的能力又弱，因此头部这个地方相对容易受到风寒暑湿燥火的入侵。宝宝满月后，如果赶上天气暖和、风和日丽的好天气，就可以抱到户外晒太阳了，让他多见风日，这时光秃秃的小脑袋没有一点遮蔽也不行，因此最好给宝宝戴上一顶仅能盖住囟门的小帽子（图30）。这个小帽子不用买，做起来很简单，就是把一块手绢的四个角分别打一个结即可，既能保护关键区域，又方便头部散热。

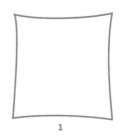
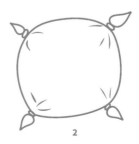

图30　盖住囟门的小帽子

满月前不见生人

有一种哭闹，父母需要注意，就是宝宝突然就莫名其妙地情绪不安，尤其是晚上睡觉不安稳，连哭带闹，小胳膊小腿在睡梦里都一动一动，甚至有不明原因的发热；有的尖声哭闹、骤犯骤止。还有一些宝宝往往在睡眠时，眼睛半睁半闭，眼球晃动频繁，或者呆滞，小手扣紧。

这时惊吓的可能性较大，家长可以回忆一下孩子有没有受惊的经历，比如去了一些磁场不太好的地方，或者被突然的声响、比较凶悍的面孔、陌生的人或事物吓到等。小孩子特别容易受惊，尤其母亲怀孕时候受过惊，也会导致生出来的孩子胆小。

小儿脏腑娇嫩，神志未定，容易受惊吓，如果不及时处理，会影响孩子的身体和智力，所以古人会建议小孩儿满月后才能出来见人，在月子里不要见生人和非常之物。

> 小儿神气衰弱，忽见非常之物，或见未识之人，或闻鸡鸣犬吠，或见牛马禽兽，嬉戏惊吓，或闻人之叫呼，雷霆铳爆之声，未有不惊动者也，皆成客忤惊痫之病。盖心藏神，惊则伤神，肾藏志，恐则志失，大人皆然，小儿为甚也。凡小儿嬉戏，不可妄指他物，作虫作蛇，小儿啼哭，不可令人装扮欺诈，以止其啼，使神志昏乱，心小胆怯成客忤也。不可不慎。
>
> 耳目之神寄在心，异闻异见易生惊，痰生气逆因成痫，恨煞终身作废人。初生小儿未与物接，卒有见闻，必惊其神。为父母者，必慎之可也。若失防间，致成惊痫，为终身之痼疾，有子何益。
>
> ——《育婴家秘》

所以，如果怀疑孩子有受惊的可能，则要及时处理。我们还可以通过摸脉来做进一步判断，注意要在小孩睡着以后摸。第一步，先把我们的大拇指放在孩子小天心穴的位置（图31左），轻轻摸上去，如果感觉到有明显的跳动，那就是轻度的急惊。如果拇指用点力按下去才能感觉到跳动就是轻度的慢惊；第二步，我们再把大拇指放在孩子手心内劳宫穴的位置（图31中），轻轻摸上去，如果感觉到有明显的跳动，那就是中度的急惊；如果拇指用点力按下去才能感觉到跳动就是中度的慢惊；第三步，我们再把大拇指放在孩子中指指根的位置（胆穴，图31右）附近，轻轻摸上去，如果感觉到有明显的跳动，那就是重度的急惊。拇指用点力按下去才能感觉到跳动，就是重度的慢惊。

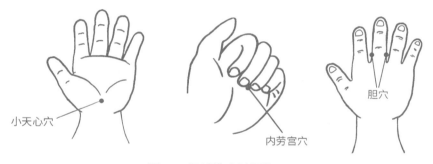

图 31　通过摸脉判断惊吓

　　对于惊吓，小儿推拿是非常好的处理方式，效果明显。系统学习过小儿推拿的家长一定要结合儿推给孩子处理好，不同的惊吓要采用不同穴方。没有学过的家长可以按揉以下安神的穴位（图32），每个穴位按100~300 次左右。

　　第一是神门穴，位于手腕部位，手腕关节手掌侧，尺侧腕屈肌腱的桡侧凹陷处。从穴位名字就可以看出，其作用和人的心神有关，是心神出入的门户，心经体内经脉的气血物质由此交于心经体表经脉。

第二是小天心穴，位于掌根大小鱼际交接之凹陷中，阴池与阳池中间。可以通窍散瘀，畅通经络，安神镇惊，清热明目，利尿，矫正筋脉的偏正。《推拿按摩卷·厘正按摩要术》云："掐大横纹，大横纹即总心经，小天心在掌根处，为诸经之祖。"

第三是五指节穴，位于掌背五手指中节间横纹处。《厘正按摩要术》中就记载"五指中节有横纹为五指节"，《小儿推拿广意》中记载其作用为"掐之去风化痰，苏醒人事，通关膈闭塞"。五指节与以上两穴配合应用，称为"安神三穴"，对于惊吓、夜啼、睡卧不安等有很好的安神作用。

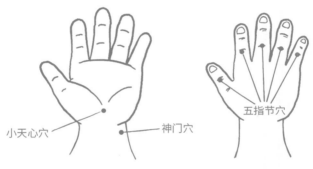

图32 安神三穴

民间还有两种惊吓的处理方法，经过很多妈妈的验证，效果非常显著。第一种是双手搓热，在距小孩额头 5 ~ 10 厘米处顺时针转一圈，然后再搓热双手，如此七次，可以通过大人的能量来安定孩子的磁场，补给能量的缺失。第二种，传统道医有个方法，叫作"金水镇魄"，就是用水煮金子，给孩子饮用煮过金子的水。按照物理理论，金是不会溶于水的，水中绝对找不到金分子，但是用金子煮过的水，金子的能量就释放在水中。这种水就是阴阳五行中金与水的混合物，金能生水，母子一体，金气十足。由于肺属金且藏魄，让孩子喝下去以后，可以以金补金，以金水安肺魄，来治疗夜惊啼哭。

另外，大人的稳定情绪也是安抚孩子的最好办法。尽量少说话，只是搂紧他，让环境的变化慢一点、小一点，让孩子能逐步适应。大多数孩子都能克服恐惧，慢慢就会好的。

 ## 襁褓得法避惊吓

要避免孩子受惊，还有一个非常好的方法，就是襁褓法。过去孩子出生后都是打襁褓的。这个方法被现代人质疑以后没有流传下来。而今，西方国家反而越来越发现襁褓的必要性。

很多妈妈会和我反馈，孩子刚出生的时候总是一惊一惊的，一会儿闹一下，一会儿哭一声，睡得非常不安稳。其实牛牛刚出生的时候也是这样。那是因为我们丢失了老祖宗传下来的襁褓法。**襁褓不仅仅能保暖，更是一种安全感的赋予。**婴儿在母亲子宫里生活了9个月，已经习惯了那种温暖而封闭的环境，出生后突然暴露在一个陌生而开放的世界，会感到不适应。而襁褓就像一个模拟的子宫，给宝宝一种熟悉的安全感，带着他逐渐适应这个世界。另一方面，就像我们前面提到的，新生儿的气还不够稳定，魂神很容易受到干扰，一旦外界有声音等刺激，容易出现全身反应，影响睡眠。襁褓可帮助宝宝避免惊跳，让宝宝睡得安稳。

后来，我就找了一块布给牛牛轻轻地裹了起来，发现小家伙好像忽然有了一种安全感，安稳了很多。

由于新生儿长期蜷曲于妈妈子宫，出生后仍保持这一姿势，而成长中的肢体是要放开的，所以这种打襁褓的做法是帮助其适应新的肢体顺直的状态。但要注意不要裹得太紧，也不要裹太长时间。我国北方某些地区喜欢使用"蜡烛包"包裹婴儿，把婴儿四肢全部拉直，用包被裹住后，外面用绳子捆得紧紧的，这种打襁褓的思路值得嘉许，方法却过于粗暴。

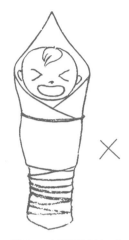

图 33　襁褓错误打法

《儿科》期刊上的一篇研究报告提到，当襁褓包裹的婴儿侧卧或俯卧的时候，婴儿猝死综合征（SIDS）的风险会上升很多。特别是那些超过 6 个月大的婴儿俯卧的时候，SIDS 风险增加了一倍。错误的打襁褓方法（图 33）还会造成严重的髋关节问题，增加患发育性髋关节发育不良（DDH）的概率。DDH 若未能及时发现治疗，会让婴儿在学会走路后出现走路时腿疼，甚至跛行，留下终生残疾。

所以，正确的打襁褓非常重要。襁褓有很多种打法，但需要注意一个核心的要点，那就是保证两条腿可以弯曲，给双侧大腿留下足够的活动空间。**原则就是"上紧下松"**："上紧"指婴儿的上半身一定要裹紧，这样可以避免婴儿挣脱襁褓，导致毯子或被子覆盖在婴儿嘴巴和鼻子上，降低 SIDS 的风险；"下松"指婴儿下半身要宽松，让髋关节自由活动，而不是将双腿拉直紧压在一起。当婴儿的两条腿处于外展屈曲体位时，股骨头会更稳固地嵌在髋臼窝中，这会促进髋臼窝的正常发育。

下面介绍其中一种打法（图34）：1.用一块方布，折叠其中一角，形成一个平边。将宝宝放在布上，肩膀位于方布上方水平。如果使用一块长方形布，宝宝肩膀要放在长边上方水平。2.将左侧手臂放下，用布包裹左侧手臂及胸口，并压在宝宝身子的右边。3.将右侧手臂放下，用布包裹右侧手臂及胸口，并压在宝宝身子的左边。4.将底部的布往身后压，注意上紧下松，宝宝的重量将牢固地固定布料。

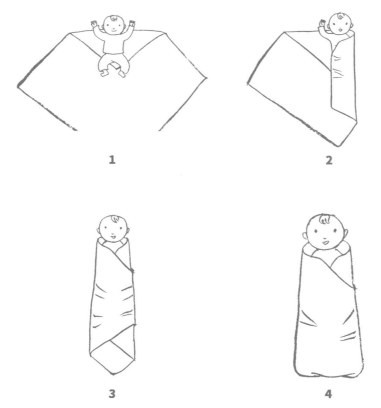

图34　襁褓正确打法

除了打襁褓的方式外，我们还需要注意打襁褓的衣物。襁褓要选择透气的棉布，不要用厚厚的浓毯。《小儿卫生总微论方》也提到："凡儿生肌肉未成。不可与暖浓新棉之衣。当与故絮帛薄衣。若与新绵浓暖，则蒸燠生热，筋骨缓弱。"意思就是说，孩子刚出生的时候肌肤非常娇嫩，适应能力也比较弱，衣服太保暖容易让筋骨软弱。而且孩子是纯阳之体，天生就具有火力，穿得太多会经常出汗，汗为心之液，一出汗，易伤血脉，也易感冒。我们身边的老人常会说到，孩子出生以后，千万不要把他裹得太热。孩子一旦被捂着了，以后特别难带。

其实，襁褓最好是用旧衣改造，《慈幼便览》中提到："故婴儿之襁褓，宜用旧絮，护背宜稍浓，盖五脏均系于背也。不用新挈者，防传热引起内火也。"为什么要用旧的呢？《小儿卫生总微论方》中提到："凡儿生肌肉未成，不可与暖厚新绵之衣，当与故絮帛薄衣。若与新绵厚暖，则蒸燠生热，筋骨缓弱，故《圣济经》云，襁褓者衣欲旧帛，绵欲故絮，非乃恶于新燠，亦资父母之余气，以致养焉。"意思是说，**如果用旧衣服包裹，一方面透气性强，此外还有父母气息的滋养。**

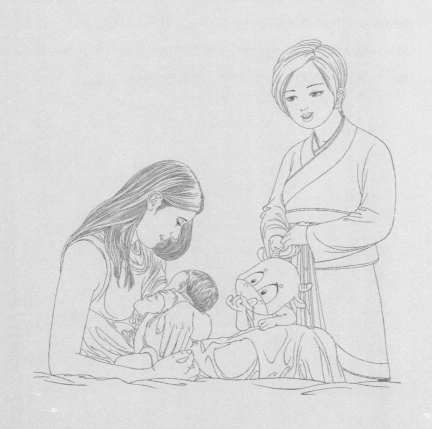

第八章

神奇的母乳，
造化的恩赐

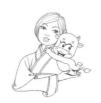

　　母乳是造化赐予母亲和婴儿最好的礼物，越来越多的人也开始认识到母乳喂养的重要性，宣传母乳喂养的好处。然而，母乳虽好，很多情况下如不注意反而事与愿违，而这一部分是古籍里重点强调，而被现代人所忽略的，需要我们仔细阅读。

母乳提供营养，促进发育

当孩子离开温暖的子宫，降临到陌生的世界，唯一能够让他感受到熟悉和温暖的，就是拥入妈妈的怀抱，吮吸到甘甜的乳汁。

母乳的神奇，不是我们用显微镜观察到的成分能分析清楚的，它是大自然造化的恩赐，《育婴家秘》曰："乳为血化美如饴。"母乳喂养到底有什么好处呢？《妇婴新说》云："夫乳者，造化主畀予产母，养育婴儿者也……有本母之乳，与儿体质恰合，吮之儿肥健，此益在子也。乳得儿吮，母之身体转益康健，精神爽适；或子宫血露太多，得儿吮乳而血止；或素患他病，得儿吮乳而病愈：此益在母也。"

这段话是说，当孩子离开温暖的子宫，降临到世上，妈妈自己本身的奶一定会和自己孩子的体质非常吻合。**对于孩子来说，母乳不仅仅能够提供营养，更能促进孩子大脑发育，提升免疫力。**

母乳的最初阶段是初乳，是黄色的，内含比正常奶多五倍的蛋白质，并且能够直接被吸收。尤其是母乳中含有大量婴儿需要的抗体，能够抗感染，是任何乳制品都不可能具备的，因此婴儿在吮吸母乳后，就会增强免疫力，少生病或者不生病。还有一点，就是母乳喂养会增进母子的感情，俗话说母子连心，新妈妈通过婴儿吮吸乳头的刺激，能增进对婴儿的关爱。婴儿通过吮吸母乳，感到既安全又高兴，母子之间的情感就会在这微妙的沟通中，不断地增进和升华。

此外，母乳喂养也有利于产妇的身体恢复健康。妈妈通过生产，身体和精神都发生了变化，如果产后能够采取母乳喂养，就能帮助产妇恢复子宫，并且减少阴道流血、产后贫血，促进身体的康复，同时还有助于推迟新妈妈的再妊期等。西医的研究也印证了这一点，婴儿的反复吸吮让母亲的脑下垂体释放催产素（缩宫素）。这种激素不仅让乳房分泌乳汁给宝宝（即所谓的喷乳反射或"奶来了"），同时也会引起子宫收缩。由此产生的收缩可防止产后出血，促进子宫恢复（回到非妊娠状态）。所以，母乳，可谓造化赐予母婴最好的礼物。

而现在很多妈妈有意无意地把这么美好的礼物给舍弃了，非常可惜。我接触到的很多孩子，都没有实现母乳喂养或者全母乳喂养。有一些是因为妈妈自己体质的原因，奶水不足。其实母乳喂养是人的生理本能，除非体质特别差，一般来说妈妈都可以实现纯母乳喂养。现在很多妈妈会觉得奶水不够，一是不了解孩子的生理需求，后面会讲到，二是因为还有退路——奶粉。

还有一些是因为自己的观念或者家人的观念，认为奶水没有营养而放弃了母乳喂养。曾经就有一位妈妈非常痛苦地告诉我，当她生下孩子坐月子时，家里的老人就把孩子抱开了，然后喂奶粉，因为认为母乳没有奶粉有营养，硬生生地把母乳给憋回去了。我听到她说这个的时候感到非常可惜。当然，对于不能实现母乳喂养的妈妈来说，奶粉是相对可以去选择的备用替代品。但如果夸大了奶粉的作用，而忽视母乳，是得不偿失的。

宝宝的头一口奶

有些妈妈是剖宫产，手术后有些医院为了让妈妈恢复身体，会采取母婴隔离的措施，这让妈妈给小孩直接哺乳出现困难，有些妈妈就放弃了母乳喂养。其实每位妈妈都是天生的"奶牛"，奶是小孩吸了才会有，越吸越多，不用担心一开始奶水太少的问题。

头一口奶是特别特别重要的，因为母亲的初乳，可以给宝宝的胃肠道提供天然的保护膜。胃肠有消化食物的功能，是人体后天之气的发源地。而宝宝刚出生的时候，胃肠道的这层黏膜还没有很好地形成，胃肠道内壁上的细胞也没有发育充分，它们之间还有空隙，就像垒砖，中间还是有缝隙的，这就是小婴儿的生理特点，叫"成而未全、全而未壮"。细胞之间的空隙是谁填补的呢？那就是母乳，尤其是初乳。妈妈的初乳细胞正好可以完美无缺地填补到宝宝胃肠细胞当中，形成一种保护膜。**妈妈的初乳不仅是用来吃饱的，而是宝宝在排完胎便以后、吃正式母乳之前，在整个消化系统上刷一层保护膜。**这样当宝宝再吃别的东西时，会大大减少过敏、溶血症、败血症的发生。

这是宝宝第一口一定要吃母乳的意义。可是我们现在很多现实的情况是，很多妈妈刚生完孩子没有奶，要知道大部分妈妈不可能是刚生产完就有白乎乎的乳汁的。一些老人就会说你没有奶，会饿坏宝宝的，他们生怕孩子饿着，马上就要塞奶粉。

新生儿在刚刚出生的几天食量很小，所以不必为自己还没有奶水而担心，毕竟第一口初乳对孩子来说已经足够了，且很重要。新生儿哭闹的意义很多，不要一味地给奶吃，吃得多也消化吸收不了。母乳妈妈一定要饮食清淡，孩子的脾胃功能发育不全，吸收不了"油腻腻"的乳汁，这样也会造成孩子的积食。

> 孕期中保胎历尽艰辛，孕期最后一个月还食物中毒。相信各种育儿经里说的孕期绝不吃药，一直用雌性激素保胎，没找中医调理。宝宝出生时候哭声很小，先天气血不足，没有给他一个好身体，这是我此生最后悔的事情。孩子出生后没出月子就开始腹泻，我奶少，不停地喝肥腻的猪蹄汤，每天一只鸡炖鸡汤。孩子腹泻持续，宝宝快两个月大时，西医便检白细胞高，开始口服各种抗生素，服药 20 多天，越来越严重。后来停了所有药，晨起 30 毫升小米汤，乳母忌口，七天痊愈。但这 20 多天的抗生素种下了脾胃寒凉的根。
>
> ——@苏苏

《幼幼集成》里还说"奶水清和，方为上品"，这样的母乳吃了以后，不仅长身体，而且防病。如果是特别油腻的，所谓的营养特别丰富的母乳，黄黄的，油油的，是下品。由此可知我们现在人所追求的黄黄的奶，是我们小儿易生病、积食、伤脾胃的一个源头。

婴儿之病，伤于饱

《备急千金要方》说："凡乳儿不欲太饱，饱则令吐。每候儿吐者，乳太饱也，以空乳乳之即消，日四。乳儿若脐未愈，乳儿太饱，令风中脐也……"意思是说，母乳喂孩子，不可太饱，饱则容易呕吐。如果在孩子肚脐没有痊愈的情况下，令孩子吃奶吃得太饱，容易得脐风。历代医家都强调"乳贵有时，食贵有节，乳勿过量"。张从正在《儒门事亲》中指出"过爱小儿反害小儿说"，明确提出"婴儿之病，伤于饱也"。

而现在很多家长的理念恰恰相反，有些老人会建议，一定要在孩子小的时候把胃给撑大，否则后面胃口就特别小。他们认为孩子只有吃得特别多，才能长得特别壮，其实这是一个严重的误区。

有些家长和我说起，他们家宝宝特别能吃，月子里就能喂到100毫升。我还听说甚至有的喂到150 ~ 180毫升，真让我咋舌！要知道，如图35所示，初生宝宝的胃，1 ~ 2天时只有豌豆大小，3 ~ 6天才有葡萄大小，想一想最大的豌豆能有多大呢，7天 ~ 6个月像一颗草莓，再大的草莓也只是颗草莓，所以6个月之内的宝宝，根据胃容量，通常喂到30 ~ 90毫升奶就足够了。

宝宝年龄	1~2天	3~6天	7天~6个月	6个月~1岁	成人
胃容量(ml)	7~13	30~60	60~90	90~240	1100
	一颗豌豆	一颗葡萄	一颗草莓	一个葡萄柚	一个罗马甜瓜

图35 初生宝宝的胃容量

《幼科推拿秘书》说："要得小儿安，常带饥与寒，肉多必滞气，生冷定成疳，胎前防辛热，乳后忌风参，保养常如法，灾病自无干。"新生儿一大特点就是五脏六腑的形和气皆属不足，其中又以肺、脾、肾三脏不足尤为突出，脾禀未充，胃气未动，运化力非常弱，所以无论早期的喂奶还是以后的加辅食都要有节，以养护脾胃为要，不要给它过多的负担。如果一开始就喂得过多，轻则导致呕吐，重则伤害到脾胃。当胃像一个撑到极致的气球，往外吐的时候就是一种喷射性呕吐，实际上这就是一种损伤。有些孩子即便没有呕吐，但是脾胃已经受到伤害。婴儿过度喂养的临床表现除了频繁呕吐外，还有大便呈绿色或带有泡沫，以及伴有因腹痛或胀气引起的哭闹，此外，孩子的体重不增或体重减轻。

有一句老话说得特别好："刚刚出生的孩子，都是自带三天干粮的。"其实小孩子刚出生的时候，肚子里都充斥着羊水。在没有排出胎便之前，他没有太多的饥饿感，此时小宝宝的胃只有豌豆那么大，要以排为主，把充斥在消化道里的所有羊水都排出去。胎便一般会在出生10个小时以后排出去，颜色是黑色、墨绿色的。在这期间母乳开始产生，妈妈就会出现生理性的乳胀，其实这也是乳腺管第二次发育。但这时只是生理上的胀奶，挤不出来奶，这种现象是非常正常的，而不像有些人说的，挤不出奶，没有奶是不正常的！正常的现象就是生理性乳胀，挤不出奶。

头三天是分泌初乳的，那是最精华的部分，但是因为它的颜色是透明的淡黄色，类似于一种体液，所以被很多人忽视。在产宝宝的第一天，分泌的量仅仅是 7 ~ 21 毫升，这个量是一天当中多次分泌，所以它是非常非常少的，很珍贵，但是即使这么少，也足够孩子喝。因为**孩子刚出生的时候，他的胃只有豌豆那么大，所以一天吃 7 毫升左右，就可以满足他了。**这个时候，就要让小孩子多喂奶，乳房在刺激下才会有节律地变得越来越胀。古人还认为，小儿脏腑娇嫩，不宜吃得过饱，所谓"忍三分饥，吃七分饱"，否则"饱则呕吐""饱则易伤"。《外台秘要》上就有详细说明："儿生十日，始哺如枣核，二十日倍之，五十日如弹丸，百日如枣。"

孩子的胎便一般会在第三天变黄，是正常大便的颜色，可以说此时胎毒已经排得差不多了，肚子空空，可以多喝一些奶了。而妈妈也大约会在三天之后突然来奶，有的可达到 400 毫升，其实孩子吃几十毫升就行了。三天以后，当孩子想喝奶的时候，正好是妈妈乳汁该大量分泌的时候，这是种完美的配合，完全不需要我们额外担心，或者人为地多做什么。

月子当中，孩子和妈妈也要有亲密的配合，最终奶水是想吃就吃，不想吃就不来，分泌的乳量和孩子的需求也是等同的。但是在月子里的时候，一般还处于磨合期，要么妈妈奶特别多、特别胀，甚至有乳腺炎的发生，要么就是宝宝吃不够，**所以月子里喂奶，一定要坚持下来。孩子吃的奶，大部分是现吃现产的，所以涨不涨没有什么关系，和乳房的大小也没有关系。**妈妈漏出去的奶量不多，宝宝吃的时候，妈妈还有无穷无尽的奶给他。他一边吃，妈妈一边产，源源不断。这时没有必要给孩子添奶粉，如果妈妈这时沉不住气加奶粉，会让她的奶越来越少。要让奶多，只有一个办法，就是让宝宝多多吃！

哺乳时间和姿势

以前有一种观点认为宝宝一生下来就应定时喂奶，其实第 1、2 个月可按婴儿需要随时喂。《备急千金要方·初生出腹论》里就提到"视儿饥饱节度，知一日中几乳而足以为常"，支持按需哺乳。

此后按照小儿睡眠规律可每 2 ~ 3 小时喂 1 次，逐渐延长到 3 ~ 4

小时 1 次，夜间逐渐停 1 次，一昼夜共 6 ~ 7 次，4 ~ 5 个月后可减至 5 次，每次哺乳约 15 ~ 20 分钟。根据各个婴儿的不同情况，适当延长或缩短每次哺乳时间，以吃饱为宜。

哺乳完毕后将宝宝轻轻抱直，头靠母肩，轻拍其背，使吸乳时吞入胃中的空气排出，可减少溢奶。一般新生宝宝每天都有大量时间是在睡眠中度过的，有的可达到 14 至 16 个小时。不必到什么时间就叫醒他喝奶，如果饿了，他自己会醒过来找奶。

此外，哺乳的姿势也有讲究。《备急千金要方》里提到："儿若卧，乳母当以臂枕之，令乳与儿头平乃乳之，令儿不噎。母欲寐则夺其乳，恐填口鼻，又不知饥饱也。"哺乳时妈妈要用手臂托着宝宝的头，让乳房与宝宝头部平行，这样就不会呛着宝宝。**如果妈妈想睡觉的话，就要停止哺乳，不然容易塞住宝宝口鼻，产生窒息，而且此时宝宝的饥饱感觉并不灵敏，容易吃撑。**

有的妈妈奶水太好，像泉一样喷涌而出，也容易噎着孩子。这个时候怎么办呢，清代张曜孙在《重订产孕集》中介绍了一种方法："若急出，以指按夹之，噎则夺之，令得息，然后乳之。"意思是母乳妈妈可以用两个指头捺住乳头两边，奶水流出的速度就会慢慢缓下来。

 # 乳后不食，食后不乳

除了中医儿科专著《幼幼集成》外，还有很多中医古籍里也论述了乳食不能并进的问题。吃奶以后不能吃辅食，吃辅食以后不能吃奶，两者不能放在一起吃。

乳者奶也，哺者食也。乳后不得与食，食后不可与乳，乳食相并，难以克化，大则成癖，小则成积，痞气自此始矣。

——《寿世保元》

惟与食并，则乳裹食不化，遂成痰癖，是伤食非伤乳也。

——《兰台轨范》

一些育儿书提倡孩子吃奶和辅食要同时，甚至奶粉拌在辅食里头，吃完辅食以后再吃点奶，一直吃到饱，这和古法育儿理念正好相反。我们老祖宗提倡"乳后不食，食后不乳"，**因为乳食并进，很容易导致胃液稀释，及脾胃负担的增加，从而影响消化吸收。**

为什么会出现这个问题？这和小儿的生理特点是分不开的。《小儿药证直诀》提到小儿"五脏六腑，成而未全……全而未壮"，尤其小儿脾常不足，消化系统尚未发育完全，并不能一次受纳多种不同食物。如果乳食并进的话，食物被乳汁包裹，难以运化，容易导致积食，会进一步损伤脾胃功能。

其实，对于要不要乳食并进，妈妈们可以自己总结和观察，临床上我们也确实发现有一些脾胃虚弱的宝宝因为乳食并进而导致脾胃运化功能失常。有一位学员曾在群里分享，她以前先给吃辅食再喝奶一次喂饱，结果她家孩子老有问题（长期腹泻），但是一顿辅食吃完下顿再喝奶就没有问题。因为一顿饭既要消化饭又要消化奶确实会加重脾胃负担。如果是奶粉喂养的宝宝，则更要注意了，因为奶粉本身就是加工食品，对宝宝的脾胃就是一大挑战；如果孩子到了添加辅食的阶段，在奶粉中添加米粉，一起给宝贝吃，那就更容易影响吸收。婴幼儿配方奶粉是专门针对小儿所需按比例调配的营养配方，贸然与别的食物冲在一起，会破坏这种比例，阻碍营养吸收。另外，奶粉如果和米粉冲泡在一起，会有更多没有完全溶解的小颗粒、小气泡，宝宝肠胃较弱，一起进食，更可能会引起消化不良。

古人提倡饮食有节，食不兼味。我们一定不能让孩子吃多吃杂，否则也会生病。从西医角度来说，每吃一种东西，就会有对应的一种酶来消化吸收。如果吃得多，就要分泌不同的消化酶，这会导致消化功能紊乱。

市面上的育儿书籍多种多样，建议妈妈们在阅读时一定要多加思考，并从实践中观察总结，不要全部照搬。另外，不妨读一读相关的古籍，参考一下先辈们的育儿理念。

 ## 应时断夜奶的必要性及方法

在工作室经常看到一两岁都没有断夜奶、脾胃虚弱的孩子和夜里因为频繁喂奶而身心憔悴的妈妈们，特别揪心。问她们断不了夜奶的原因，通常的回答就是晚上孩子都饿醒了、饿哭了，只能喂奶。妈妈们需要知道的是，**6个月的孩子基本已经添加辅食，不用担心夜里没有进食导致饿坏。**

晚上宝宝老醒是什么原因呢，我们的老祖宗对夜啼的原因归纳为脾寒、心热、哺乳不当、饮食不节、消化不良，或受惊吓等，而不是饿了！那么以上这些问题就不是通过夜奶能解决的了，需要结合孩子的状况来应对。

凡夜啼有四，有惊热，有心热，有寒疝，有误触神，而成夜啼。

——《小儿推拿广意》

小儿夜啼有四证，一曰寒，二曰热，三曰重舌口疮，四曰客忤。

——《证治准绳·幼科》

而且美国儿科学会的观点是：3个月的宝宝就逐渐开始具备晚上"睡长觉"的能力。6个月以后，多数宝宝已经添加了辅食，可以摄入各种半流质或固体食物，比单纯喝奶要顶饱很多；另一方面，6个月以后可以开始培养宝宝的睡眠习惯，让他学着自己入睡，这样有利于婴儿建立良好的进食和睡眠规律，所以这时可以试着断夜奶。10个月左右的宝宝应该戒掉夜奶的习惯。

那么这个时候妈妈如果纯粹用夜奶来安抚孩子，仅仅是掩盖了哭声，实际孩子身体的不适并没有解决，而且夜奶对脾胃的负担又会加重，可谓雪上加霜。你想，孩子是休息了，但脾胃还在加班，半夜起来喝奶，让本该休息的脏腑得不到应有的休息，会导致消化吸收障碍。长此以往，宝宝容易产生厌食、便秘、感冒、发烧等症状。

睡眠不足还容易影响大脑和神经系统发育，并影响宝宝的精神、食欲、情绪等方面。宝宝贪恋夜奶，更容易偏废白天的三餐主食，使主食摄取量不足，影响发育。过度"夜奶"还容易让孩子不知饥饱，是幼儿出现"积滞"的重要原因之一。总之，**用夜奶掩盖症状，就容易进入夜奶—伤害身体—加重夜奶的恶性循环。**

很多妈妈会担心："娃会哭啊，本来想断，看到娃哭得很凶，舍不得怎么办？""如果断夜奶，会不会让宝宝没有安全感，影响他以后的性格发展？"首先，孩子断夜奶，哭是正常的。试问，除了个别天使宝宝，哪个孩子断夜奶不哭两天啊？有些妈妈可能看了一些心理方面的书籍，还会担心宝宝因为断夜奶破坏安全感，延长口欲期，影响孩子性格发育。但需要注意的是，这些弊端往往发生在"过早断夜奶"上，而不是断夜奶本身导致的，而且很多问题需要我们去综合考虑和衡量。

孩子的脾胃功能如何？经得起继续耗下去吗？我们给孩子的安全感是否只靠夜奶来维系？夜奶并非增强安全感的唯一方式，我们要做的并不是对哭闹置之不理，我个人也不赞同"哭声免疫法"。妈妈们可以用别的方式，如哄睡、拥抱、安慰来改变他们的习惯，只是换一种爱的表达方式。此外，我们是否在平时做到高质量的陪伴也很关键。另外，从身体层面来说，妈妈如果没有好的休息，奶水质量也会下滑。而且人的情绪和睡眠质量是密切相关的。妈妈没有好的身心状况，又如何照顾好孩子？其实，父母的身心能量和孩子是一体的，照顾好自己的身心也是提升孩子能量的一个方法。

中医，给我们的永远都是透过现象看本质的智慧。怎么断夜奶？不用断舍离没有辣椒水渣滓洞，这里有无须抹黑母乳美好回忆的断奶方。那就是**针对原因去处理**。

比如脾胃虚寒的，可以在肚子上夹个红豆包，饮食不节的，需要调整辅食添加的内容，减少肉蛋奶生冷食物的摄入。惊吓夜醒频繁的，需要做安神的推拿。当我们把孩子身体状况调到正常的时候，有些孩子也许就进入一夜好眠、自动断夜奶的阶段了。

红豆包

红豆包适用情况：

热敷，或者温敷，在中医的使用是很普遍的，尤其是热敷一些穴位或者病灶处，可以温经活血，打通堵塞的经络。这个原理就跟按摩、艾灸，有一定相通之处。外感风寒、鼻炎可以用红豆包温敷在后背，覆盖住大椎、肩胛骨之间的位置。其他受寒的部位也可以放红豆包温敷。

红豆包制作步骤：

1. 用棉布做一个口袋，大小看自己的需要（到布店或者裁缝店去做，可以做两层的），记住一定要选择棉质的布。

2. 装进七八分满的生红豆。

3. 缝合口袋。

4. 放入微波炉中，中火3分钟，中高火2分钟（第一次尝试请注意掌握火候，千万别把红豆热烂了），也可以炒热。

5. 大概50~60度就可以拿出来热敷了（热度自己掌握，不要烫着孩子），生红豆加热后的香味具有镇定安神的效果，可以帮助入睡。

使用说明：

这个红豆包可以多次使用，很环保。从中医来看，红豆性平，味甘、酸，能利湿消肿（水肿、脚气、黄疸、泻痢、便血、痈肿）、清热退黄、解毒排脓，所以用红豆热敷比用热水袋更有保健作用。另外，不一定要放红豆，放黑豆、粗盐也可以，但是红豆最好用，因为含水量最少，保温效果最长。请不要用绿豆，因为绿豆性寒。

考虑到目前过度喂养的现状，不管是哪一种类型引起的夜啼夜醒，断夜奶的第一步都是首先给孩子忌口，母乳妈妈也需要忌口，因为中医讲"胃不和则卧不安"。

小儿脾胃功能还不健全，如果宝宝的辅食或母乳妈妈的饮食太过油腻、生冷，宝宝消化不了，食物长期堆在胃里，那夜里肯定是睡不好的，孩子必然频繁夜醒。这就是为什么群里有些妈妈说断夜奶以后孩子依然睡不好觉的原因。

其次，可以结合孩子的具体情况调理身体，对症推拿，强健脾胃。先把脾胃调理好，夜奶自然就不多了，会让断夜奶的过程进展得更加顺利，可以给孩子按揉**足三里、搓中脘、推脾经**。脾胃虚寒肠绞痛的孩子，可以用红豆包敷肚子。有妈妈甚至反馈，光是给孩子健脾推拿，孩子就不需要刻意地断夜奶而能自然睡整觉了，对宝宝心理也没伤害，大家不妨一试。

当然，不是所有的孩子都会如此顺利地断夜奶，如果孩子还是哭怎么办？如果你觉得综合各方面因素，到了该断夜奶的时候了，那么就先调整好自己的心态，不着急、不闹心、不烦躁，想好了再做，决定了就不要改，用温柔而坚定的语言行为和宝宝做沟通，将你的想法平和地传递给孩子。别看孩子小，其实1岁左右的他已经能听懂很多大人的语言，加上妈妈和孩子特有的心灵感应和连接，孩子会慢慢明白的，所以沟通还是很重要的一环。

断夜奶不是解决夜啼夜醒的唯一措施，却是养护脾胃促进生长发育的关键步骤。愿大家都能找到适合宝宝、适合自己的断夜奶时机和方法。

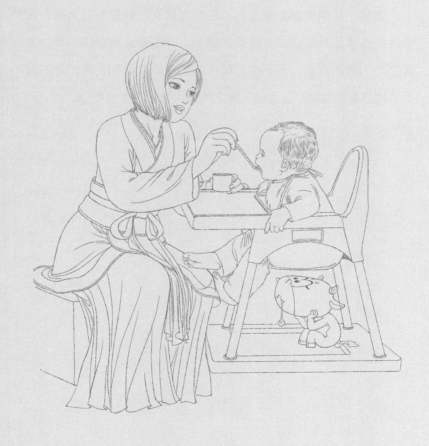

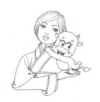

　　遵循《黄帝内经》里提到的饮食大原则，就是五谷为养，其他的种类作为补益。没有特殊的情况，一定要注意顺应四季，选择当地当季的食物，而不要迷信所谓的进口食物和营养成分，因为当地当季的食物所蕴含的天地之气与人体之气最为相合。

抉择饮食的核心要领

现在的养生育儿信息铺天盖地，我们缺的不是知识，而是辨别的智慧。所以这个章节，我将结合古籍的养生智慧，以及我所接触的数万名妈妈的实际经历，总结饮食里的常见误区，以及如何抉择的智慧。在讲具体的饮食要领之前，先分享一个真实的案例。

　　生了大宝后拿出了当年创业的激情，育儿书买一大堆，只要听说什么好就马上买回来用在孩子身上。新西兰的羊奶，鱼要深海鱼，肉要进口肉，能吃啥给啥，苹果一百多一个，接触物品都严格清洗或消毒……伺候孩子的人，从月嫂到保洁阿姨到家人，一共七个人。孩子长到四岁多没有摔过跟头，没出过血。然而，大宝四岁开始疾病大爆发，到四岁半因为肺炎、支气管炎，前前后后共住院七次。每次住院查血查便拍片子、查过敏源，然后就是抗生素、雾化，雾化、抗生素……治疗方法与药物都能背下来了，可孩子却恶性循环，一直不见好转。后来北京专家会诊建议：北京的空气不适合这个孩子，需要到空气适应他的地方生活，也就是说，孩子在国内已经很难调好，必须背井离乡、抛家舍业，去国外"异地治疗"。

　　而当我们全家移民到莫斯科以后，折腾到医院，医生的建议更令我吃惊：停掉所有抗生素，采用物理疗法，不用住院，没有大问题！孩子撤了抗生素，只是物理疗法，后面竟然好了。虽然体质还是有点弱，真是 180 度的大转弯！

医生给开的"药方"特别简单：第一，忌口，停掉所有感觉到能过敏的东西，首先是蛋和奶，然后是蜂蜜、巧克力、甜品、牛羊肉以及一切红色、橙色的瓜果。第二，接触大自然，接触泥土，也就是玩，怎么脏怎么玩，怎么开心怎么玩，调整他免疫系统。这样严格忌口三年，加上孩子爸爸每天早起与他一起去森林锻炼身体，经常接触大自然，孩子的身体慢慢地在调整，不用再住院打针输液。

——@刺猬妈妈

其实，莫斯科大夫们的这些疾病应对思路，在我们老祖宗的古籍上都有所涉及。如果这位妈妈能早一点接触古法育儿理念，也许就能避免很多不必要的伤害。

现代营养学，通常会从食物成分的角度去分析，这个食物含有多少蛋白质，含有多少维生素，含有多少钙铁锌硒，以此来说明对于人体的营养作用。而中医看待食物，更多是考虑这个食物所承载的能量和信息层面，比如中医所说的四气（寒、热、温、凉）五味（辛、酸、甘、苦、咸），是否对孩子有益。《黄帝内经》里的"气味合则服之"，说的就是这个道理。

其实，饮食之道和人与人的相处非常类似，前面我们反复提到"气"这个概念，从中医角度来看，人和食物都是一团气，所以食物这团气含有的能量的高低、所吸收的天地之精华，以及气的运行方式等都会对人体有所影响。就好比我们人与人的相处与结交，甚至选择终身伴侣，都是一个相合的问题。我们的判断标准一般不会因为对方的外貌、身份、地位等非常出众，更多是因为两个人的志趣相投、性格相合，也就是"气味相投"。结过婚的人应该都能体会，单纯的高富帅并不代表幸福，能够相处和睦才是关键。

那如何知道孩子吃得是否合适呢？应该怎么给孩子吃呢？这和人与人的相处也有相通之处，那就是打开我们的感受，和什么样的人在一起比较舒服、安心、自在，小孩子还没有太多的觉察力和抉择能力，那么我们可以运用我们的观察来帮助孩子调整饮食。是不是适合的食物，孩子的身心就会给我们答案。

首先，我们要遵循《黄帝内经》里提到的饮食大原则，就是五谷为养，其他的种类作为补益。没有特殊的情况，一定要注意顺应四季，选择当地当季的食物，而不要迷信所谓的进口食物和营养丰富，因为当地当季的食物所蕴含的天地之气与人体之气最为相合。**如果大量吃反季节和异地的食物，食物所承载的时空信息和气机与人体的气机不相应，就会导致身体的不适**，我们在第一章的"与时俱进"一节中作了详细的解读。

在上面饮食大原则之下，我们可以结合孩子的身体反应，来评估食物的相合状态，及时做出相应的调整。

比如，我们可以观察孩子的舌苔。如果孩子的舌苔经常是白厚的一层，那说明食物超越了孩子所能承受的负荷，尤其是嘴巴里有酸腐的味道更要注意。另外，我们还可以观察孩子的睡眠，中医有句话叫作"胃不合则卧不安"。孩子如果吃得不消化，就特别容易出现**撅着屁股睡、三百六十度转圈、满床打滚和磨牙的现象。饮食不化的内热还容易导致孩子踢被子，出汗多和粘，大便里有不消化的食物，厌食或特别能吃，这些都是我们需要调整孩子饮食的重要信号。**

很多家长认为磨牙是因为孩子肚子里有虫，其实，现在我们摄入的食物农药残留非常厉害，有虫的情况已经非常少见了，临床上我们更多见到的是，孩子吃多了或是吃了难以消化的食物，给脾胃运化带来沉重负担，才睡觉时磨牙。当然白天或临睡前过度兴奋或劳累、情绪激动、紧张，一些口腔疾病也可能会引发，但积食和脾胃不和最为多见。**除了磨牙和睡眠不安，我们可能还会发现孩子伴有腹胀、脸蛋红、大便干等症状。**

从长期的观察来看，我们可以评估孩子长个、长肉的情况，生病的频率等。孩子厌食或者特别能吃，过瘦或者过胖都是伤到脾的表现，其实很大一部分原因就是食物与孩子不相合。如果孩子每个月还动不动发烧、咳嗽，甚至性格都会有所改变，就更需要我们注意了。这些身心的改变，不是我自己的推测，而是群里众多妈妈们的真实反馈。但是只要通过饮食起居调整，孩子的状况基本都能得到极大的改观。

所以，作为家长，我们需要仔细去观察，如果看到这些孩子身体所发出的信号，就需要去反思和调整孩子的饮食了。

很多朋友不能理解孩子生病期间忌口的重要性，我以我的亲身经历分享给大家，我想对像我一样曾经为娃的长期腹泻、腹胀哭闹、鼻炎、扁桃体炎、便秘、腹泻、外感，一直不断折磨的焦虑无助的妈妈说："相信科学的同时，也要相信孩子的身体反应，当你用目前的育儿方式达不到效果时，要及时反思自己的问题，停止以爱为名的伤害。"举个例子，如果把运化能力比作货车，它本来只能承载五吨，可是我们却以爱的名义让它承载十吨，也许当时不会有事故，但时间久了呢？牛奶、肉、蛋营养成分是很高，可是我们的孩子消化能力没有高，生病的时候会更弱。我们常说给孩子空间，不仅要给精神上的，也要给脾胃发育的空间。

——@苏苏

现在想来，我家孩子出现种种问题都和不合理的饮食有关。从添加辅食开始，我家孩子就有些便秘，甚至有点小肛裂，各种方法尝试无效。孩子有贫血，医生说口服四维亚铁，除了口服药，然后我就让宝宝每天三餐吃猪肝，但依然没有改善。宝宝还时不时发烧、咳嗽……

印象中宝宝最严重的一次生病是去年10月份，由于我的无知，家里老人错误的喂养，导致宝宝腹泻脱水住院，现在想来应该属于伤食泻引起的，但是被医院错诊为脑炎，要求住院，住了10天院（每天头孢、利巴韦林、补液盐、维生素C等等），出院记录上最后诊断秋季腹泻轻微脱水。每当宝宝生病，我就变成焦虑的妈妈，直到一个偶然的机会接触到了妙手莲华，才知道原来很多问题是父母的错误喂养造成的，果断听取爱心妈妈建议开始调整饮食，减少肉蛋奶水果的摄入。忌口3个月后，宝宝有了很大的改变，前面我提到孩子从添加辅食开始就有些便秘，甚至有点小肛裂，单单通过忌口，孩子的大便就从4天一次变成规律的2天一次，这让我看到了希望，继续忌口。现在忌口10个月了，中间虽然会经受家人的质疑，但是为了孩子我坚持下来了，因为我确实看到了效果。忌口3个月，再验血，一切正常。

——@艳南飞

营养的关键看气化

相信很多妈妈都会把孩子的日常饮食看成一件大事，什么时间添加什么？怎么吃有营养？生怕孩子输在吃的起跑线上。孩子所有吃进肚子里的食物，是不是就会成为营养了呢？其实不是，这是很多人的一个误区。而且我们有没有发现，很多孩子生病，就是从添加辅食以后开始的。

我们在前面提到，食物和孩子的状况相匹配才是核心。相匹配的食物才能更好地被气化、被吸收，真正起到营养的作用。因此，**食物能不能滋养我们的孩子，不仅仅要看食物本身，更要看食物对孩子气血的消耗，以及孩子真正能够吸收多少，也就是中医讲的气化**。中医认为，食物若不经过气化，则并不属于人体。所谓的缺少营养，其原因不仅在于食物本身，更是气化层面的，忽视人体的气化功能来谈营养，是机械的、不完善的。

气化是什么意思呢？食物落到孩子的胃里，只是把它容纳了而已，能不能转化成营养物质来滋养孩子，靠的是孩子的气血把它化掉。所以，我们在给孩子选择饮食的时候，不要单凭食物的成分，而是要看食物的投入产出比。这个投入，就是食物对于孩子气血的消耗，尤其是脾气的消耗。

群里有一位妈妈，她有一个聪明可爱的儿子。为了不让孩子"输在起跑线上"，她在育儿的道路上费尽了心思，做了很多功课。辅食机、各种餐具、查各种资料，从最开始的米粉蛋黄到后来的水果泥，再到肉泥鱼泥虾泥，各种海淘深海鱼和各种奇葩水果三天两头地吃，生怕营养给不到位。但是事与愿违，她的育儿之路并不是那么顺利，一岁带孩子去体检，血红蛋白数值是86，贫血，儿保医生建议去医院开补铁口服液，每周最少吃三次瘦肉。回家后，真是全家总动员，每天都换着花样地给肉吃，再加上补铁口服液，不仅贫血的问题没有解决，大便也发生了异常。每次大便都要大哭，最开始大便不成形，前干后稀，有时候便秘，然后就是各种妈咪爱、思密达，大便问题依然没有解决，而且孩子晚上睡不好，来回翻滚、趴着睡。

在了解孩子的情况后，我们结合孩子的舌苔睡眠等症状，判断孩子属于过度喂养，伤到脾胃，所以建议先暂停瘦肉、猪肝等"补血"食物，以五谷和当地当季蔬菜来调理一阵子。孩子的饮食调整以后，大便慢慢好转，不像原来那么恶臭，睡觉也开始好转，睡得深沉，很少翻滚或趴着。一岁半的体检结果更让家人"大跌眼镜"，将近半年的时间，孩子的身高增长了近 10 厘米，体重增长了 1.5 千克，血红蛋白飙升到 128。在一口肉都没有吃的情况下，贫血的问题就这样解决了。

这样的案例并不是个案，群里有数千位妈妈和我反馈，孩子通过饮食上的减法，反而血红蛋白和红细胞增高，脸上白斑减少，指甲分层改善，长个长肉，不是总要抱了……这些案例从表面上看似乎有悖于常理。吃进去的东西明明简单了，减少了，为什么还会让孩子长个长肉，甚至贫血的指标也改善了？如果我们能从投入产出比这个角度去分析就不难理解，因为肉蛋奶水果等虽然看似营养丰盛，但是属于高耗能食物。也就是说，需要消耗孩子很多气血去实现这个气化，才能转化为人体所能吸收的水谷精微。

所以，**营养，不仅仅要看孩子摄入什么，更要关注孩子的脾胃功能，能不能化得动才是根本**。即便是前面所说的五谷杂粮，我们在给孩子添加时也要考虑孩子的承受能力。对于生病期间的孩子来说，白粥小菜这样简单朴素的饮食才是最佳的，过多种类的五谷都会增添负担。消化功能好，一顿简单的饭都能吸收不少营养，消化不好的，再多的食物也是垃圾，反而伤到了脾胃，需要耗费更多的气血去消化，以及排出体外。关于怎么养护脾胃可以重点阅读本书第二章。

 ## 宝宝的第一口辅食

宝宝一旦能够吃辅食了，很多家长开始摩拳擦掌，恨不得马上把最好的食物送到孩子嘴里。

虽然在现代流行的育儿理念里，6个月就可以给宝宝添加辅食了，从最初的米粉、蛋黄，到蔬菜泥、水果泥、鱼类、肉类等等，一项一项添加，只要没有出现拉稀、吐、过敏等不适的情况就可以了。

但我们接触到不少妈妈的反馈是，严格照书喂养，甚至在厨房里添置了量杯、电子秤，但小孩吃了并没有长得好，反而容易不断生病，出现咳嗽、发烧、便秘、拉肚子等症状。其实，每个孩子的情况都会有所差异，食物应该因人而异，各有不同，如果生搬硬套按书养小孩，没有不出问题的。做父母的要学会观察、分析、判断。

要判断孩子能不能消化食物，大便是否正常是非常重要的一点。群里有位妈妈和我说，孩子自从添加辅食以后就问题不断，尤其便秘非常严重，哪天能主动大便都要放鞭炮庆祝。接触古法育儿后，才明白自己的孩子为什么会这样，因为奶水少，所以她的鸡鸭鱼肉就一直没断过，甚至喝了一个月的猪脚汤。奶水太油腻，宝宝的脾胃无法吸收，就造成了长期的腹泻。别的小孩可能一两个月就能拉下软便，她家的到了六七个月，大便才开始成形。而等到宝宝能吃辅食时又开始错误喂养，结果雪上加霜，当时就使劲给孩子喂，觉得宝宝多吃一口，都是父母长辈的荣耀。孩子10个月左右的时候，就已经可以吃下满满一碗粥了。当时非常自豪，每早一个鸡蛋，下午一个水果，三天一次鱼汤，都成了标配。但孩子的健康却因此受到影响，因为便秘，家长又把火龙果、香蕉、梨列为孩子的必备辅食……不知不觉中，孩子的脾胃被这位妈妈伤害得透透的。从长期腹泻转为长期便秘，这就是伤了脾的表现，在前面第二章中对此有详细的解读。

所以古人总结，添加辅食的时间一定是6个月以后。唐代药王孙思邈在《备急千金要方》中提到："儿早哺者，儿不胜谷气，令生病，头面身体喜生疮，愈而复发，令儿尪弱难养。"这段话的大概意思是，如果过早为幼儿添加辅食，会伤胃，瘦弱难养，还容易得皮肤病，反复发作。并建议宝宝的第一口辅食应该是米油。前面我们提到，粮食是植物的种子，植物的种子熬出来的汤，本身所蕴含着强大的生命力，对于第一次吃辅食的宝宝来说非常有益，而且米油绝对是最好消化的食物。

《小儿卫生总微论方》亦提到："半年之后，宜煮陈米稀粥与之。十月以后，渐与稠粥烂饭，以助中气，则自然易养少病。"这段话中的"陈米"，也叫陈仓米，不是指霉变的大米，而是带壳稻米妥善保管一段时间后脱壳的，这时米的油性和寒性会大大下降，不容易伤孩子脾胃。文中的"粥面"即粥上面的那层粥油、汤水，也叫米油。

另外，辅食要禁绝生冷水果，及油腻、荤腥，甜腻之物。

> 半岁以后，宜煎陈米稀粥，取粥面时时与之，十月以后，渐与稠粥烂饭，以助中气，自然易养少病。唯忌生冷油腻荤茹甜物。
>
> ——《阎氏小儿方论》

> 吃热莫吃冷，吃软莫吃硬，吃少莫吃多，自然无恙。故粘腻、干硬、酸碱、辛辣，一切鱼肉、水果、湿面、烧炙、煨炒、煎难化之物，皆宜禁绝。小儿无知，岂能知节，知节者父母也。
>
> ——《养子真诀》

建议给孩子的饮食尽量是温热柔软少量的，避开粘腻、干硬、酸碱、辛辣的食物，以及尽量减少鱼、肉、水果等难化之物。

看到上面的建议，是不是和我们想象的很不一样？有些家长直接就会否认，因为肉、蛋、奶、水果在很多人观念里就是营养的代名词，而事实上，群里不断有妈妈们反馈说，孩子在吃了营养充足的食物后，却出现贫血、不长个、胃口差、爱感冒等各种问题。所以，**什么东西有营养，不要轻信任何的专家，参考本章第一节的内容，去观察孩子更为可靠**。当然，也不能因为怕孩子伤到脾胃，就一直不添加辅食。《活婴方》中就提到："儿如爱惜太过，三两岁犹未饮食，致令脾胃虚弱，一生多病。"

当然每个孩子情况不太一样，妈妈需要根据孩子的具体状况进行调整，添加辅食只是很短的一个时间。**给孩子的脾胃足够的时间去接受新的食物种类，对于他的一生都是十分重要的。**

如何熬制赛参汤的米油

前面我们提到米油，是米的精华所在，也是宝宝最理想的第一口辅食。清代赵学敏在《本草纲目拾遗》中做过解释："米油，力能实毛窍，最肥人。黑瘦者食之，百日即肥白，以其滋阴之功，胜于熟地也。"王孟英在《随息饮食谱》中言此物"大能补液填精，有裨羸老"。我们不妨试试这个古代名医推崇的、上到皇家子嗣下到平民百姓传承了几千年的喂养良方。

那我们选用什么米呢？中医认为大米是五谷之首，具有补中益气、健脾养胃、益精强志、和五脏、通血脉、聪耳明目的功效，而小米"和胃温中"，有清热解渴、健胃除湿、和胃安眠等功效，内热者及脾胃虚弱者更适合食用它。所以，我们给宝宝熬制米油，一般也是用这两种米。具体熬大米油还是小米油，可由当地的生活习惯而定。北方可能用小米多一些，南方用大米多一些，要因地制宜。

如果有条件的话，还可以选用陈米来熬制。为什么要用陈米呢？因为陈仓米和新米相比，存放的时间更为长久，气和味都变得冲淡平和了。但也正因为"淡"，才既可养胃气，又能裕脾阴，所以陈米对病后脾胃虚弱的人很有帮助。《本草纲目》中提到："陈仓米煮汁不浑，初时气味俱尽，故冲淡可以养胃，古人多以煮汁煎药，亦取其调肠胃，利小便，去湿热之功也。"

米油熬制也是有讲究的：

米油熬制法

1. 煮粥所用的锅必须刷干净，不能有油污，而且最好用砂锅，因为砂锅煮出来的米油更香稠。

2. 水一次放够，米和水的比例大约为1:10，不要中途加水。

3. 先烧水，等水开了再放米，继续大火煮。为什么用大火呢？

因为这样不易糊底。

4.开锅后再盖锅盖，用小火慢熬，小米只需要30分钟，大米需要1个小时，中间需要不时搅拌，不要加水。小火一般不会出现溢米的现象，除非米加得太多，如果有溢米的情况就把锅盖留个缝。

5.煮好后关火，自然放温，上面那层就是宝贵的"米油"！

在古时候，贫苦的老百姓得了虚劳病以后，家里也没有钱买人参给病人补身体，就会熬一锅浓浓的大米汤代替参汤，却往往能收获奇效。而穷苦人家的孩子为什么通常很皮实，也是因为当母乳不够的时候，家里又请不起乳母，当然那时也没有奶粉，这时候家里老人就将米粥熬得像牛奶一样白滑，给孩子作为补充。张学良先生出生时正逢战乱，母亲没有奶，他就是靠着喝东北大米熬出的浓厚的米汤活了下来，还弥补了很多先天上的不足。

现代医学推荐的第一口辅食也是谷物，但一般是含强化铁的婴儿营养米粉。其实，家长也可以用砂锅将小米慢火炒熟打成粉，也就是自制米粉给孩子吃。买来的米粉等食物虽然很方便，但是大部分都有添加剂。添加剂对孩子的脾胃来说是很难运化的物质，并且加工过的食物没有新鲜食物的气味和能量。

有人可能会问，那要补铁怎么办？其实这里体现了两种不同的思路。现代营养学考虑的主要是食物营养成分，而**中医主要着眼点在于脾胃的养护，以及食物所含的气性，越是深加工的食物，食物所含的气性越少**。关于微量元素的补充问题，我们在本章后续内容中会重点涉及。

饮食有节，食不兼味

从呱呱落地开始，小朋友的吃喝拉撒就成了大事件。就拿吃饭这事儿说吧，因为爱，大人往往希望自己的孩子多吃。为了让孩子多吃一口饭，追着喂的、边唱歌跳舞边哄着喂的、吓唬的、做交易的，简直是一部家长们的才艺进化史。

追喂一方面给大人增加负担，另一方面也不利于孩子的脾胃养护。《黄帝内经》讲"饮食自倍，肠胃乃伤"，清代医学家袁开昌在《养生三要》里也提到：

> 饱人伤肠胃，以清虚为和顺，在小儿则尤要。小儿肠胃柔窄，受盛无多，且不自知饥饱，旋与旋啖。而富有之家，则有脂味充盈，恣情多啖，脾胃诸病，从此变生；贫家之子，则无物可食，则食亦清简有常，正得肠胃清虚之至理。

不管多好的饮食，只要过量就是伤害。对于孩子来说，能让孩子自己决定吃多少，怎么吃，也是对孩子最好的尊重。一来培养独立的性格，二来不会因为喂饭导致进食过量，避免造成脾胃负担。

来工作室推拿的孩子，一多半是因为积食而生病，就和家长追着喂有关。很多家长都希望孩子多吃，觉得多吃才能让孩子长得高、长得胖。而我接触到的孩子，却往往是因为过多的饮食而生病，且影响长个长肉。我们可以想想，在各种营养物质如此丰富的喂养条件下，孩子们的体质却越来越差，儿童医院总是人满为患，这是为什么呢？

饮食过多除了量过多以外，这里还需要指出的一点是种类的繁多，这往往是会被我们忽略的地方。很多人觉得当地当季的蔬菜水果还不够，非得天南地北的食物都摆到餐桌上送给孩子吃，觉得这样才能满足孩子的营养需求。其实我们可以去农村看看很多百岁老人，他们吃的食物真的很简单，以前也没有很好的运输条件，地里面有什么就吃什么，更别说牛奶和进口水果了。

古人提倡"食不兼味"。何谓"食不兼味"呢？就是我们一天吃的东西只需要一两样，不是多样，这样对身体有好处。婴幼儿一定不能吃多吃杂，无论是吃多，还是吃杂，都容易导致生病。传统中医没有说，必须要每一顿饭五味俱全，五味不等于"五种营养"。现在有一些养生书强调每一顿饭都要吃"五味"食物、"五色"食物，其实中医没有这样的严格要求。中医养生提倡饮食宜"清淡"，五味都不要浓烈，朴素简单才是长寿的饮食方式。

如果想增加种类的多样性，也尽量不要在同一天。即便是相对容易消化的五谷，也不要一股脑放好几种。天天给孩子熬各种八宝粥，吃杂了，孩子的脾胃一样不容易运化，尤其是给刚开始添加辅食的宝宝，更要一点点来。每一顿饭的种类不要杂，一开始可以只有主食，增加蔬菜后，一顿饭主食加菜的种类也不要超过三种。

曾经读了罗玲老师写的《多数家长都纠结过的悖论——过度教养》一文，里面提到有个家长，因为儿子不爱吃早餐，自己研发出两百多种早餐。两百多种，能做到大半年不重样了，我相信不少家长为了孩子的健康，或者为了表达对孩子的爱，都在做着类似的事情。

罗玲老师在书中提到的观点非常值得我们反思："孩子不多吃，妈妈都着急。孩子的饮食也的确需要变换花样。但是，单调的饮食、粗茶淡饭，这些本身对孩子都是一种锻炼。所以美食妈妈们真的要当心这个陷阱。做得太好吃，花样太多，孩子以后会更难适应外面的集体伙食。很多时候，我们没等孩子提出，就把合适的食物和饮品摆到了他面前。这样的好处是少了很多让他哭闹的机会；坏处是，孩子很少体会到饥渴的感觉，所以对饥渴的忍耐度很差。另外，孩子失去了学习表达的机会。"

所以，从诸多层面来看，孩子并不是吃得越多越杂越丰盛越好，千万别让过多的饮食堵住孩子的生机。

 ## 微量元素补不补

不少家长认为，要想孩子身体好、发育得好，就应该吃一些保健品或补品，特别是当儿保体检发现微量元素"缺乏"时，不少家长更是热衷于给孩子"补"。但殊不知，过犹不及，补充不当，反而对身体有害，甚至出现中毒危及生命。摄入过量或者元素比例不平衡也会不同程度地引发疾病。滥补微量元素反而会导致机体微量元素代谢失衡，甚至出现越补越缺、免疫力下降等一系列问题。

首先，我们要明确一个概念，就是微量元素的含义。**第一是微量，也就是人体所需非常少；第二，微量元素不等于必须通过饮食以外的途径来补充。**

央视《焦点访谈》曾经报道了一个案例：睿睿刚满三周岁，四个月大时得了感冒到医院看病，在医生的推荐下做了微量元素的指血检测。检测结果让睿睿的父母大吃一惊——钙、铁、锌全缺。按照医生开的补药吃了三个月后，再一次检测，睿睿体内铁的含量略有升高，但钙、锌明显下降。睿睿的父母焦急万分，又开始着重给孩子补钙。半年后，睿睿妈妈带着他在另外一家医院进行第三次微量元素检测。这一次的检测结果还是钙、铁、锌都缺。医生按照检查结果，又给孩子开了补锌、补铁、补钙的药，一起服用。让睿睿妈妈没想到的是，孩子的身体开始出现不适。

虽然睿睿出现了不良反应，但睿睿父母对微量元素的检测结果深信不疑，继续给他吃医生开的补药。可补了半年后，睿睿本来洁白的牙齿开始变黑。

无奈，睿睿父母带着他去了另一家医院，医生检查后怀疑睿睿牙齿变黑的原因和长期服用铁剂有关。可是补了这么久的铁，睿睿在这家医院做的第四次微量元素检测却显示，铁的下降竟然非常严重。就这样，一年半的时间里，睿睿进行了六次微量元素检测。在医院买各种保健品的钱是没少花，结果却总是不达标，这让睿睿的妈妈陷入了困惑：这到底是为什么呢？

原来，睿睿的六次微量元素检测结果都显示，有几样微量元素含量"不达标"，有些微量元素在血液中的含量也是微乎其微，因为血液并不是这些营养素发挥作用的效用器官。所以通过采指血的方式并不能准确反映人体内微量元素的情况，也就是说，睿睿所做的六次所谓微量元素检测，根本就测不出这些元素的真实状况。睿睿妈妈怎么也想不到在医院做的检测也会这么没谱。

央视在节目里指出：**微量元素检测的结果仅仅是一种参考，不能单凭它就断定孩子是否缺乏某种微量元素，更不能盲目治疗和进补。**

国家卫生计生委办公厅在 2013 年 10 月 30 日发布明确通知：**不宜将微量元素检测作为婴幼儿体检的普查项目，尤其是对 6 个月以下婴儿。**

非诊断治疗需要，各级各类医疗机构不得针对儿童开展微量元素检测。

　　亚洲儿科营养联盟主席、中国医师协会儿童健康专业委员会主任委员丁宗一直说："近 20 年来，国内微量元素检测的方式花样百出，但检测结果都不靠谱。"他指出，微量元素检测对仪器和实验室的环境要求非常高，不是一般的医院化验室能做到的，所以国外基本不查，孩子没病不会给抽血。

　　一般膳食中的微量元素含量不会引起中毒，但是如果通过微量元素制剂这种"药物"来补充，就有可能出现中毒。比如过量补充锌会造成胃肠道不适、腹泻、恶心、呕吐。急性锌中毒可以引起惊厥、昏迷、脱水和休克，甚至死亡；慢性锌中毒则表现为食欲不振、精神萎靡、血清铁和血清铜下降以及顽固性贫血。而且我们很难通过检测来指导微量元素的补充量，微量元素之间还存在动态平衡，比如铁补多了会抑制钙的吸收。

　　很多妈妈会把孩子的表现和缺少微量元素联系到一起，比如常常会问我，孩子多动、食欲差等，是缺铁的表现吗？孩子挑食、偏食、消瘦是低锌的表现吗？孩子睡眠质量差、夜惊、枕秃，是缺钙的表现吗？

　　其实，**从中医角度来说，最关键的不是微量元素的局部指标，而是孩子身体的整体状况**，比如孩子食欲、睡眠、二便等综合状况，从整体上提升孩子的体质，很多所谓的"微量元素"缺乏也都会自然消失。

　　目前医学上比较靠谱的方法是看症状，看孩子是否有缺乏微量元素的表现，然后再做微量元素检查辅助确诊，这样做还是有看走眼的时候，所以再通过补充相应的微量元素，试试看，如果症状消失，身体大好，就说明"诊断准确"。医生不是"神"，面对疾病也有很多很多不清楚，没办法，生命太复杂了。

家长们也不要随意将孩子的一些"非正常表现"与缺乏微量元素联系起来。孩子多动、食欲差等，也不完全就是缺铁的表现，孩子挑食、偏食、消瘦也不全是低锌的特异性表现；孩子睡眠质量差、夜惊、枕秃，并不都是缺钙的表现。**微量元素的缺乏是身体异常状况的同步结果，而非引发身体异常的原因所在。**中医讲脾为后天之本、气血生化之源，所有食物中的"营养""微量元素"都要靠脾的转化才能成为"营养"，被身体吸收和利用。

饮食合理，脾胃功能正常（这点很重要）的情况下，孩子是不会缺乏微量元素的，而且人类需要的营养素最好的来源都是大自然孕育的天然食物。预防微量元素缺乏，最重要的是强健孩子的脾胃，也就是消化吸收能力。此外，饮食上要适当摄入粗粮，孩子普遍喜欢吃精加工的食物，其实会使许多有益元素流失。还有，婴儿应该尽量母乳喂养，对宝宝的微量元素摄入也会有益。

人体是智能的，如果处于快速生长发育期，身体对摄入食物的利用率就会比平时高。我们需要考虑的是孩子的脾胃运化功能是否正常，是否能够充分地吸收和运化摄入的食物。**关注孩子的健康状况不应该只盯着几个微量元素，而更应该关注孩子的身心整体状态。**

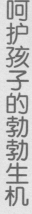

第十章

呵护孩子的勃勃生机

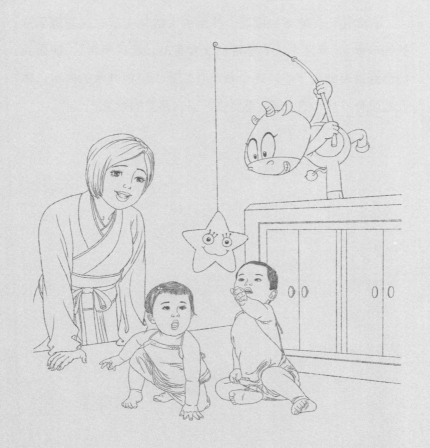

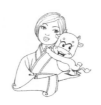

　　衣食住行，吃喝拉撒睡，养生的关键其实就在这些最平常的细节里。《黄帝内经》里讲"饮食有节，起居有常"，前面我们已经重点谈到了吃，这个章节我们重点谈谈其余的内容，体会起居有"常"的内涵，感悟古人亘古不变的智慧。

宝宝穿衣，旧絮胜新棉

前面第七章，我们提到给孩子打襁褓的布料，最好是用父母的旧衣服改造的。旧衣服比较透气，而且带有父母的气息，可以滋养孩子。老人们常说"小孩子穿旧衣服不容易生病"，其背后是有养生依据的，可不单单是节俭那么简单。

> 宜旧絮不宜新棉，恐汗出表虚易受寒邪。
>
> ——《鬻婴提要说》

> 生男宜用其父旧衣裹之，生女宜用其母故衣，皆勿用新帛为善，不可令衣过厚，令儿伤皮肤，害血脉，发杂疮而黄，儿衣棉帛特忌厚热，慎之慎之。
>
> ——《备急千金要方》

> 衣儿用父故衣，女用母故衣改作，切不可过浓，恐令儿壮热生疮发痫，皆自此始。
>
> ——《察儿录》

从以上古籍里可以看到，古代医家提倡"宜旧絮不宜新棉"，一方面是从衣服材质的角度考虑，因为新衣服通常来说没有旧衣服透气，尤其包裹新生儿的衣服如果不通风疏气的话会让孩子出汗。人体为了排汗，就要把毛孔打开，这个时候就容易受寒邪的侵袭。

而且新衣服材质不够柔软，容易摩擦孩子稚嫩的皮肤，也免不了颜料等化学成分在里面。其实古代人用棉花来纺线，然后再用这个线织布，质地是纯天然的，染料也是纯天然的，即使是旧的，也比我们现在用化工染料强。现在很多的衣服，包括专注于儿童装、幼儿服装的一些大品牌，每年都会抽检出来不合格的，比如说，用的什么胶不合格，用的什么染料不合格，总之这种化工产品的危害性是相当大的。对于刚出生的小婴儿来说，五脏六腑成而未全，全而未壮，他的毛发、肌肤、气血、骨髓、血脉，无论从哪一点来说都不是很强壮，实际上这些东西对孩子来说就是一个毒，而这些化工产品超标的衣服不是我们主观意识要用的，而是因为这个大环境，我们不得不去面对这样的一个结果。从这个角度来说，干净的旧衣服，相对来说毒害性就要小一些。

从惜福这个角度来说也是如此，一般来说，一个家族中，越长者越应该受到人们的尊敬和爱戴。而现在一切变了，长辈父母们都是围着孩子转，孩子成了全家的轴心。从孩子一生下来，一家甚至几家人共同看护一个孩子，好吃的、有营养的食物每天围绕着，漂亮时尚的衣服天天换着穿，这样其实非常消耗孩子的福报，古籍里也提到：

> 凡富贵之家，不宜为儿新制绫罗华丽之服，当知为儿惜福也。
>
> ——《琢玉篇》

在过去，我们好像并没有这么多顾虑，兄弟姐妹也多，小时候我也经常会"捡"一些哥哥姐姐的旧衣服来穿。现在生活水平提高了，大多数的家庭都只有一两个孩子，很多年轻父母可能觉得又不是买不起衣服，从吃的到用的都是父母精心挑选过的，一律崭新。还存在一个问题，宝宝的成长速度特别快，新买的衣服往往过几天就穿不下了，着实是一种浪费。

过早地让孩子消耗福报，吃最好的、穿最好的、用最好的等，对孩子未必是好事。

当然，我并不是建议妈妈们都不给孩子买新衣服，而是说如果有干净合适的旧衣服，其实穿穿没有什么不好的，尤其对小宝宝来说还有利于健康，没有必要件件都买新的。因此，给孩子穿旧衣服，除了能减少养育成本、节约资源、健康环保外，还有助于培养孩子的勤俭节约意识，对孩子的心理健康发育很有益处。**而且父母的爱，也应该更多地体现在心灵品格的引导上。**

整体三分寒，冷暖则有别

"要想小儿安，三分饥与寒"的古训相信为很多家长所熟知，这里的"寒"并不是说让孩子遭受寒冷，指的是在给小孩穿衣的时候，不需要包裹得太严实。如《鬻婴提要说》中提到的："寒者，勿令过暖，非令忍饥受寒之谓也。"

为什么宝宝不宜穿得过暖呢？小孩阳气旺盛，新陈代谢旺盛，怕热不怕冷，而且孩子经常处于停不下来的活动状态，穿得太多，容易使孩子"筋骨缓弱，易发疮疡"，而且还容易产生内火，容易出汗，反而更易遭受风邪，所谓"风邪易入，疾病乃生"。

凡儿生肌肉未成，不可与暖浓新棉之衣，当与故絮帛薄衣，若与新棉浓暖，则蒸燠生热，筋骨缓弱。

——《小儿卫生总微论方》

衣服少穿一些有什么好处呢？在风和日丽的时候，带孩子出外晒晒太阳，吹吹微风，有助于增强婴儿体质，提升免疫力。《婴童百问》中也提到："宜频见风日，若不见风日。则肌肤脆软，易得损伤。"如果经常把孩子放床上，用厚厚的衣服包裹，会令婴儿身体弱不禁风。

通常家长都会摸摸孩子的小手小脚来判断他们是冷还是热。但手脚属于循环的末端，反映的冷热程度会因为传输路程过长而不准确。若家长按手脚的温度和感觉给孩子添加衣物，通常就会出错。

相对来讲，后脖子所反映的温度会更准确一些。要想知道宝宝所穿衣物是否合适，可以多摸摸孩子的后脖子。如果手指感觉温暖舒适，说明孩子衣服够了；如果觉得有发烫感，甚至有湿润感，说明孩子衣服穿多了，出汗了；如果手指感觉不够温暖，就说明孩子衣服不够，要加衣了。

为什么会以背部温度作为衡量孩子穿衣的标准？这里顺便教大家认识一下位于上背部的"大椎穴"。大椎穴（图36），是手足三阳经及督脉之汇，为手足三阳经的阳气及督脉的阳气汇合而成，位于人体颈部下端，第七颈椎棘突下凹陷处（低头时用手从头往下摸到脊柱最突出的那个骨头的下方）。因为大椎是体现一身阳气温度最直接的地方，所以妈妈们可以选择这个穴位及其周边范围作为衡量孩子穿衣的标准，直接方便简单。

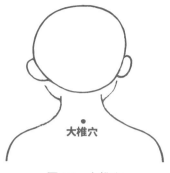

图 36　大椎穴

　　穿衣服在整体三分寒原则的指导下，不同部位也有不同的保暖要求，这在古籍里也有非常详细的论述。宋代著名医家陈文中所著《小儿病源方论》里面就提到："一要背暖，二要肚暖，三要足暖，四要头凉，五要心胸凉。"结合《小儿病源方论》，我们下面就逐个分析为什么这些部位会冷暖有别。

 ## 重点保暖的三个部位

　　首先，后脖子是需重点保暖的部位。 如图 37 所示，脖子后面有风池穴、风府穴，肩膀这有肩井穴，脖子下面有大椎穴，再下面是背部的肺俞穴。背部是诸阳经汇聚之处，五脏穴皆系于背，尤其是小儿肺脏娇嫩，而背后肺俞穴是邪气侵入要穴，喜温恶凉，最易受寒风之邪侵犯而致病，所以要把孩子的脖子和背保护好。我们看古人的衣服，领子是立着的，其实里面暗含养生之道。

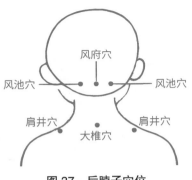

图 37　后脖子穴位

尤其是大椎穴这个部位，前面我们提到是判断穿衣冷暖的关键点，也是手足三阳经的阳气和督脉的阳气汇合之处，而寒为阴邪，易伤阳气。肺俞穴是双肺的健康保护伞，是肺气传输、输注之处，所以也非常的关键。现在的人很多喜欢穿吊带或背心，大椎穴和肺俞穴都露在外面，进出空调房间、商场、地铁等时，这些部位就很容易遭受寒邪侵袭，建议家长夏天带孩子外出时，要随身携带薄外套、小披巾，以便在进出空调区域时护住关键部位，忘记带的时候也可用手护住。

其次，肚子也是保暖的关键点。《小儿病源方论》中提到："肚者，是胃也，为水谷之海。"肚子正好对应的是孩子的脾胃处，小儿脾常不足，尤其不可贪凉。如果受寒，则容易"物不腐化，致多肠鸣腹痛呕吐泄泻"。

肚脐眼这个地方尤其要注意保暖，前面我们提到肚脐这个部位也是神阙穴的位置，很容易感受风寒侵袭而致病。即便是夏天，在孩子入睡后也最好在肚子上裹一块薄薄的毯子，以防孩子踢被后肚子受凉，或者给孩子穿上小肚兜，包住孩子的小肚子。平时孩子衣服最好可以完全盖住腹部，裤腰要高一些，能盖到肚脐以上。脾胃虚寒的孩子可以用上艾绒肚兜，因为肚脐是人体和外界交流能量的地方，虽然不会像嘴巴一样吃有形的东西，但可以吸收药物本身的气息来补阳。

足部保暖也很重要。《黄帝内经》云："足是阳明胃经之所主也，俗曰寒从下起，此之谓也。"寒湿之气多从足下渗侵人体，所以不管夏天还是冬天，都最好给宝宝做好脚部的保暖。

我有一个朋友在一个机关单位工作，招了一个清华大学毕业的学生，领导也特别器重，就想委以重任，结果这个人说做不了太多工作，就给他安排一个管档案之类的工作吧，因为身体特别差。我这个朋友后来就和新来的这位员工沟通，才知道原委，因为考大学那年夏天，天气特别热，他就打了一盆凉水，把两只脚放进去，很快人就觉得凉爽了，所以那个夏天，他就是通过这个方式，每天晚上用脚泡着凉水学习，然后大学是考上了，身体从那时候一下子就垮掉了。所以我们从来都说用热水泡脚，没人说用凉水去洗脚，是不是？有句话叫作"寒从脚下生"，所以家里如果地板比较凉的话，建议不要光脚走路，这种伤害都是日积月累。有很多小孩子消化不好，一吃就积食，你摸一摸他的脚底，很多都是凉的，要给他温暖过来。

很多妈妈可能就纠结了，有些医生建议光脚走路，让脚部的这些神经末梢更多接触外界的刺激，可以促进宝宝大脑的发育，让宝宝更聪明、更灵敏。这种说法对吗？其实说得非常对，中医早就有"上病取下，百病治足"之说，从全息理论来说，"头痛医脚"是非常有道理的说法，董氏特效穴里也有非常多的穴位可以对应到大脑，经常按揉足部对孩子开发智力有好处。脚，行气血，联脏腑，通内外，不同的部位分别投射着不同脏腑，全身许多疾病可以从足来调理。

但刺激脚部并不一定需要通过光脚来实现，我们可以用手来给孩子做足部按摩，即便光脚，也可以在温度合适的地面让宝宝光脚。中医说寒头热脚，不是让大冬天不戴帽子，大夏天必须穿袜子，而是要具体情况具体对待，不是一味地死抠概念。我们要尽量选择温度在26℃～28℃以上的接触面，防止寒从脚起生百病，另外要结合宝宝的身体状况和家里的地板情况而定，比如宝宝感冒发着烧，那就保护好脚丫子；再比如夏天虽然室内温度较高，但家里地板是冰凉的大理石，那就最好穿上袜子。

此外要保证孩子的鞋和袜子干燥，如果湿了及时更换。因为潮湿会加快、加重寒冷引起的损伤。给孩子穿纯棉的袜子，而不要穿不透气、不吸汗的袜子，如尼龙袜。

勿过暖的三个部位

除了要保暖的三个部位外，还有三处不能过暖。

第一处是头部。人体六大阳经皆汇于头部，孩子由体表散发的热量，其中也有1/3由头部发散，头热容易导致心烦头晕，甚至昏迷。如果头捂得太热，六阳之精髓会随汗而外泄，导致宝宝伤阳伤髓。"若热，则髓溢汗泄，或囟颅肿起，或头缝开解，或头疮目疾"。所以，这也是为什么我们在第七章新生儿养护中会提到"初生小儿，未剃胎头，不与戴帽"。不是太冷情况下，不用给孩子戴帽子，对于剃发后，而囟门没有关闭的孩子，可以折一个盖住囟门的小方巾。

第二处是心胸部位。这个部位不要穿得过紧过厚，《黄帝内经》里提到："心属内火，若外受客热，内接心火，则外俱热也。"心为火脏，如果感受热邪，内外俱热，容易造成心烦与内热，小儿轻则口干舌燥、好动，重则出现易惊、夜啼等症。因此，心胸部位的衣服不要过于厚重，而且不要太紧，晚上睡觉时，被子不要过厚，否则会有压迫感，影响正常的呼吸与心脏功能，且容易遭受热邪。

《小儿病源方论》提到了两处，**其实还有一个部位也不建议过暖，那就是下体**。元代著名医学家朱丹溪在他的《丹溪心法》里提到："下体勿令过暖，盖十六岁以前，气血方盛，如日方升，惟阴常不足耳，下体主阴，得寒凉则阴易长，过温暖则阴暗消。"意思是说，小孩子十六岁以前，就像早上的太阳，气血相对旺盛，阴相对有所不足，而下体主阴，过于温暖会暗耗阴气。由此可见，小孩要尽量穿透气的棉裤，不建议穿透气性不好的裤子，想想闷热的环境，肯定不好受，而且不要老用尿不湿捂着。有条件的情况下，可以用尿布，或者尿布和尿不湿交叉来用，比如白天用尿布，晚上尿不湿。

古人关于穿衣的建议还有很多，比如小儿的衣服要日晒晚收，不要露天过夜。因为衣服露天过夜会令一些邪气侵入衣服，可能导致小儿出现湿热、风寒、吐泻等症状。简单的穿衣，却含有众多的奥秘，我们可以看到祖辈们带宝宝是从养生的角度深加考虑的。

养阳排毒，夏季最关键

为什么要重点谈夏季养生？因为夏季对于这个时代的孩子具有重大的意义。这个时代的孩子，不再忍饥挨饿，却吃着重金属超标的主食，农药残留的蔬果，激素、抗生素泛滥的肉类。这个时代的孩子不会衣不覆体，却穿着甲醛等超标的衣服，呼吸着雾霾污染的空气，无法逃离……更可悲的是，这个时代的孩子，虽然不用风吹日晒，却要在空调包围的环境里，丧失一年中最佳的排毒时机。

夏天，无论是自然界还是人体，阳气都是往外走的，整个气机的运动方向就是由里及表。这个过程中，就很容易把体内在其他季节很难排的积寒，还有我们特别关注的重金属、农药等各种毒素通过汗液带出体表。**所以对身体而言，这个季节的出汗特别重要，因为可以借助大自然的气机顺势而为。**现代医学研究也发现，人体排泄体内不需要的物质，主要是通过排便、排尿与排汗来实现，其中排汗具有排泄体内疲劳物质和对人体有害的重金属等毒素等重要作用。虽然尿也能排出重金属，但排出功能却远不及汗，即排汗能排出大量重金属。

据报道，德国体育医学专家埃伦斯特博士发表了《以排汗的方式，彻底去除体内的积累物，可预防癌症》的研究报告，报告里提到了皮肤和肾，虽都具有排泄体内不需要物质的功能，但各有所侧重，其中皮肤具有排泄体内疲劳物质或重金属、毒素的重要作用。虽然肾也会排出重金属，但其排出功能远不及皮肤出的汗。汗还具有调节体温的作用。全身正常地排汗，能强化人体体温调节功能与自律神经。汗从体表气化，令人产生清爽感，对改善精神状态也有很大帮助。借着排汗，能提升代谢力，减少体脂肪，有助于消除肥胖。

所以"冬病夏治"是很重要的一个概念，尤其对身体积寒很深的孩子，夏天简直是养生调病的黄金季节。现在的孩子在冷饮、空调、抗生素等多方杀伐下，阳气本弱，夏天的养生就更为重要了，效果将是平时的数倍。别看夏季有些阳虚的孩子状态还可以，那是因为外界阳气足，疾病没有显现得那么严重而已，我们更应该做的是抓住关键时期，给孩子正确的养护，结合冬病夏治的保健，让孩子彻底告别虚寒体质和疾病。

冬不藏精，春必病瘟

冬，终也，万物收藏也。一年四季，春生夏长秋收冬藏，互相影响，植物要想春天长得好，冬天就要在地底下封藏好阳气，养根蓄藏，等待来年生发。瑞雪兆丰年，说的也是冬藏的意义：冬天阳气在棉被般厚厚的大雪下藏得好，到了春天，植物才能破土而出，万物才能生机勃勃。

人的气机和自然一样，养生就要顺应自然之道，孩子如果想要春天生长好，冬天要好好收藏，不要让阳气外泄，这样才能让阳气更好地滋养孩子的五脏。《圆运动的古中医学》认为："升降的范围越大，则由升降而形成的中气越足。"冬天越冷，阳气收藏得越彻底，世间万物（植物、动物、人）的根基也越稳固。

《黄帝内经》里还提到："逆之则伤肾，春为痿厥。"意思是如果没有做好藏阳，到了春天的时候，孩子就容易四肢软弱无力，乃至生病。春天这个季节，中医认为容易出现温热、湿热、热毒性质的"温病"甚至"瘟疫"，现代西医讲的很多流行性的疾病都包括在里边，比如手足口、流感、猩红热、水痘、麻疹、腮腺炎、流脑、红眼病等。

现在很多妈妈都很讲究卫生，有了宝宝之后即便是冬天也每天坚持给宝贝洗澡。要知道，**冬季是一个藏阳的季节，不宜洗太多澡，最多一周洗一次**。如果是夏天，天地之气本来就是在开放中，洗澡是顺势而为，没太大问题。但是如果在冬天，过于频繁的洗浴，会打开本来应该封藏的气机，对于尚在生长期的柔弱孩子来说，绝不是正确的做法。

有些妈妈可能担心孩子少洗澡，会滋生细菌，让孩子感冒生病，其实，我们无时无刻不是生活在细菌环境中，中医讲"正气存内，邪不可干"，也就是说如果孩子体质比较好，这些外邪细菌很难侵犯身体，但如果孩子体质差，即使生活在无菌环境里，孩子还是会生病。此外，从现代医学角度来说，皮肤自身分泌的油脂，对皮肤有极好的滋养作用，是任何人工合成的护肤品所不能比拟的，过多洗澡会损伤孩子的皮肤健康，容易引起孩子皮肤干燥，还会诱发干痒皱裂等情况，反而不利于宝宝的健康。

冬季游泳也同样不太建议，尤其有虚寒性体质的孩子，如虚寒性鼻炎的，因为冬泳不仅与冬季养藏之道是相违背的，而且更容易感受外邪，加重病情。

还有一个值得我们注意的是，冬季用暖器、开空调的问题。如果自己可以调节的话，只需要开到不太冷就可以，不要开到太暖甚至是热。因为冬季如果太暖或者是热，人体的阳气就被蒸而外散，内脏相应就缺乏滋养。其实保持三分寒，人体会刺激阳气增加的。看到这里，羡慕北方有暖气的宝妈们是不是立马觉得没暖气的冬天还是有一番好处的？

中医的养生重养心，保养精神也是一种藏阳方法，如果用脑过度，也会使阳气外散，气血难以下行。以前都是大人才容易思虑过度，现在的孩子承担着与年龄不相匹配的用脑程度，也会耗阳，不要过多过早让孩子去上各种补习班，尤其是费脑子的课程；另外，家庭关系和谐程度也是导致孩子思虑过度的主因。《黄帝内经》讲"恬惔虚无，真气从之，精神内守，病安从来"，可见养生不仅仅是在饮食起居上，**我们如果修好自己，给孩子创造良好的家庭氛围，引导积极乐观的态度，其实都是在给孩子藏阳补阳。**

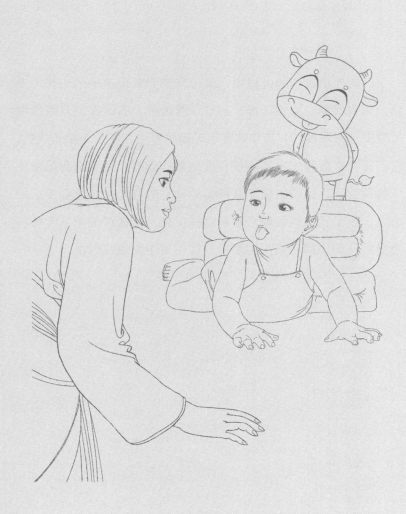

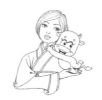

　　日常养护孩子的过程中，父母常常会发现孩子的一些小毛病，如有口臭、大便干燥、舌红、脸蛋红、有眼屎、双眼皮变单眼皮、出汗多……其实这些小毛病的发生并不是无缘无故的，它们正在提醒我们日常养护存在的某些问题。宝宝的身体发生了某种变化，体质出现了某种偏颇，有的甚至就是某些疾病的前兆，如果我们能发现、破解这些信息，就很可能把宝宝即将遭受的一场疾病从苗头扼杀掉。这也是中医最高妙的地方——"治未病"。

日常观察，即是最好的体检方式

前面我们谈到，疾病其实是生活错误的累积，从量变到质变的呈现。在这个过程中，我们的身体会给我们发出各种信号，来做出提示。如果我们能在日常生活中注意观察这些细节，那么预防疾病就可以做到有的放矢。

古中医的关注点更在于无形层面的改变。注意，这里所说的无形层面不代表没有，只是超出肉眼范围而已，是真实存在的能量层面。古人认为，人的生命分为两大部分，即形与神。形，我们可以理解为肉眼可见的物质层面，比如人的五脏六腑，主要依赖神经系统联络沟通；在神的层面，也有一套肉眼不可见但真实存在的能量系统，比如藏气，沟通的渠道就是经络和穴位。

其实，古人对于有形层面的观察并不是没有，古代的中医也曾经打开过人体，研究过人体内部的结构，并在《黄帝内经》《黄帝八十一难经》中有非常详细的论述。比如《内经》中所记载的食道和肠道的比例是1∶36，现代解剖学图谱中两者的比例是1∶37，十分接近。但是物质层面的静态描述不是中医的核心内容。因为中医对人体的观察更注重的是气的运行，中医看待的人体是活的、整体的。即便现在有各种仪器可以去了解人体的指标，从中医的角度来说，那只是在某个时空点的静止状态，而且也无法得知神机的变化。

所以，我们不仅要看孩子的吃喝拉撒等外在有形的变化，来推知无形层面的能量状况，而且要把心打开去观察和感受孩子的生命状态。

如何通过外在的有形的变化来推知孩子的内在能量状况？那就涉及中医的基础理论中五脏六腑在体表的开窍。《黄帝内经·五脏生成篇》里也非常细致地总结了人体表面的开窍和内在脏腑的联系："心之合脉也，其荣色也，其主肾也。肺之合皮也，其荣毛也，其主心也。肝之合筋也，其荣爪也，其主肺也。脾之合肉也，其荣唇也，其主肝也。肾之合骨也，其荣发也，其主脾也。"

中医还有一个非常核心的理念是全息。在我们的第一章里就强调了，宇宙中的万事万物由"气"组成，而且"一气周流"，因此每个细胞其实都是人体的缩影，其大无外，其小无内。张颖清教授的"生物全息律"认为，每一个生物体的每一具有生命功能又相对独立的局部（又称全息元），包括整体全部的信息。

所以，我们就可以基于上述规律，通过孩子外在的、局部的特征来判断内在的功能，并及时做出应对。

 ## 观察舌象，孩子健康的晴雨表

身体层面的观察，为什么首先说舌头？因为舌的变化非常灵敏，是观察孩子健康状况的重要指标。有些妈妈问我，为什么有的孩子饮食毫无顾忌，但是孩子精神状况、身体发育看上去都还挺不错？我会建议她如果有机会，可以去观察一下孩子的舌苔变化。孩子看上去不错，有时只是量变尚未达到质变。

来工作室推拿的孩子，一多半是由于积食引发的各种症状。如果我们能够学会观察舌头，就可以把很多疾病扼杀在萌芽状态里。因为中医认为"舌为心之苗""苔为胃气之根"，舌体与肺、心、肝、脾、肾等内脏经络相连。人体内脏若有病变，可以非常直观地反映在舌头上。宝宝的舌头、舌苔的颜色、性状、厚薄等，其实都是宝宝健康的"晴雨表"，它可以非常敏锐地提示宝宝的健康状况。

需要注意，舌象观察要在充足柔和的室内自然光线下，孩子伸舌时可面向光亮处，使光线直射舌面，避开有色的墙壁、窗帘等物体反光干扰。建议孩子自然伸舌，舌体放松，舌面平展，充分暴露舌体，不可过度用力伸舌，伸舌时间不应过长（容易导致舌质偏红），可以重复观察。另外要注意某些食物、药物可影响舌苔颜色，造成假苔。比如食花生米可使白苔增厚腻；食绿色蔬菜如黄瓜、茴香等可染绿苔；橘子可染成黄苔；儿童食口香糖、零食或饮料也易染成各色舌苔。光线变化也易使舌苔、舌质变化。如在室外阳光下，黄苔可变浅，舌质可由暗红变浅红，其色鲜如杨梅；室内日光灯可使舌质变浅红并略带玫瑰粉色等。

上述层面做到以后，我们需要观察的内容包括舌质，主要看舌头的颜色：淡白、淡红、红、深红、紫；舌体，胖瘦、是否有齿痕、裂纹；舌苔，苔的厚薄、颜色、润燥等。

正常的舌质颜色是淡红色（荷花色）、有光泽。舌体的"形"与"态"，表现为胖瘦老嫩适中，运动灵活自如。正常的舌苔为薄白一层，白苔嫩而不厚、干湿适中、不滑不燥，透过舌苔隐隐约约可以看到舌质。

如果孩子的舌苔异常，那么我们就需要注意了。我们都煎过鸡蛋吧，我们可以把舌苔由寒到热的变化看成煎鸡蛋的过程，我们可以看出鸡蛋清会从较为透明的颜色到发白、发黄甚至发黑，颜色越深，通常代表热相越明显。同理，舌淡苔白，常见于寒证；舌上满布白苔而且比较厚多是积食所致；黄苔主要是热证。苔色越黄，反映热邪越重，淡黄为热轻，深黄为热重，焦黄为热结。灰黑色舌苔可能表明病情非常严重，苔灰黑而干燥，为热盛津亏。苔黑而润滑，为阳虚阴寒极盛。比如孩子在患肺炎、猩红热、痢疾时如果出现灰黑色舌苔说明病情比较严重。我们见到的黑苔多数是湿润的，是脾虚寒或湿气重导致的。

有黑舌苔，但没有生病是怎么回事？实际情况中，可能我们会发现孩子有时也会出现"灰黑色"的舌苔，难道是孩子得了重病吗？可是有些孩子并没有生病啊，不发烧、不咳嗽，饮食睡眠看上去都是正常的啊，这是预示着孩子要生重病吗？其实，如果看到孩子舌苔灰黑就惊慌失措是大可不必的，因为孩子如果饮食不注意损伤了脾胃，即使没有生病、没有到疾病的严重状态，也会出现灰黑色舌苔。

曾经我们工作室来了一位宝宝，舌苔非常厚，嘴巴有异味，而且舌苔呈现黑色。询问后得知由于八个月体检的时候，医生告知贫血，建议多添加猪肝肉类等补充铁质，孩子由于消化不了，积食严重，内热炽盛，舌苔就呈现为焦黑色。通过饮食忌口一周，再加健脾推拿，孩子的舌苔逐渐恢复正常。另外，孩子吃了过多"寒凉"的食物或药物比如凉酸奶、冰激凌、冰镇饮料、寒凉水果，药物中毒也会引发灰黑舌苔。可见，出现一个症状时，一寒一热两种极端的原因都可以引发。

如果家长发现孩子舌苔异常，一定要及时干预处理，尤其是舌苔白厚的时候不仅要忌口肉蛋奶水果等难消化的食物，更要减少摄入量，要不然积食就像第一张多米诺骨牌，很容易引发感冒、发烧、咳嗽等症状。有些孩子感冒发烧，吃退烧药，热退不到几个小时就又烧起来，吃抗生素、输液也效果不佳，烧就是不退，这样的情况，很多是因为孩子的胃肠中有积滞。这时候只要忌口，并且给孩子推拿，排出体内的积食，热很快就会退，伴随的咳嗽、咯痰都会迎刃而解。总的来说，孩子有积食判断起来也不难，通常的表现为口臭、舌苔厚、食欲下降、腹胀、腹部皮肤发热、手脚心热等。

舌苔水滑也比较多见，很多孩子舌头一伸出来水汪汪的，有的甚至一伸舌头口水就要从舌头上淌下来的感觉，这是水湿之邪比较重的表现，多为脾虚、脾肾阳虚。舌苔看上去是很黏腻，则是湿气停滞胃肠的表现。

还有一种舌象特别多见，那就是地图舌（图38）。地图舌是什么意思呢，顾名思义，就是孩子舌面的不同部位会出现有一块块的舌苔缺失，因其形状似地图，故又称地图舌。通常这样的孩子多为体质虚弱、经常感冒、容易过敏、平时很容易疲劳，夜间盗汗，嘴唇、舌头鲜红或淡白，面色发黄，饮食稍不注意会引起腹胀、腹痛，大便干燥或者经常不成形、黏马桶，有的还贫血，白天一活动就会满身是汗。

图38 地图舌

如果发现孩子有地图舌，要多加注意调整孩子的饮食，忌口肉蛋奶水果一段时间来给脾胃放个假，并找靠谱的中医大夫或者推拿师来调理脾胃。群里有非常多的案例反馈，忌口加健脾，对于改善地图舌效果非常好。

因为宝宝米面积食来群里求助，当时好多热心妈妈回复我，还有妈妈安慰我别着急。非常感谢大家，我按照大家的建议给孩子忌口，饭量也减少到以前的四分之一。我以为这个过程会很难很痛苦，事实证明忌口真是太棒了，孩子并没有抗拒。最近他的状态特别好，不再恐怖地要东西吃，还主动说不吃了，要漱口，而且他的地图舌明显减轻了，大便虽然还是软粘但是有点形了，我相信等一月份我学完推拿一定会调理好孩子的脾胃。

——@guang

口气酸臭，需要注意孩子的饮食

作为时常陪伴在孩子身边的妈妈，我们是否发现过孩子嘴里的口气？酸味、臭味、烂苹果味、腥臭味、氨味……不同的气味分别代表了不同的含义。

最常见的就是酸臭的味道，可以想象一下，我们的肠胃大约是夏季的温度。如果食物在体内长期不消化，就好比夏天把它放在外面一样，很容易发酵生热，并有酸腐的味道。正常来说，人的胃气是下降，脾气上升，《黄帝内经》讲"清阳出上窍，浊阴出下窍"。如果孩子吃多吃杂，尤其是鸡、鸭、鱼、肉、蛋、奶、甜食吃多了以后，中焦阻滞，气机运转就会受到影响，清气不升，浊气不降反而上冲，自然出现酸腐的味道。

还有些孩子吃的不算多，但嘴巴里也有酸味，这说明孩子的脾胃比较虚弱，虽然没吃多少，但孩子仍然无法将吃的食物很好地消化。臭味一般也是提示消化问题，比如孩子积食了，同嘴巴里冒出的酸味性质一样，只是臭味提示情况更严重，中医认为出现臭味时说明已经有胃热了。当然，口臭还可能提示孩子有其他的问题，比如说龋齿、扁桃化脓、鼻炎、气管炎、肺炎、肺脓疡、支气管扩张等，总的来说，临床上比较多见的是积食胃火导致的口臭。

以下几种气味，比较少见，可一旦出现，就是很严重的情况。口腔里散发一种腐烂的苹果的气味，见于酮症酸中毒，这一种比较严重的情况，主要发生在患有糖尿病的孩子当中；腥臭味属于严重肝病的肝昏迷期；氨味提示肾病进入尿毒症期。氨味是个什么味道呢？小便后别冲马桶，半天之后就会散发出氨味了。这些味道相对少见一些。

引起孩子口腔异味的主要原因还是胃，而胃的问题又主要是饮食不当。中医认为肉类、荤腥、煎炸食物、甜食、奶制品助湿生热，酿痰化浊，损害脾胃，导致"嘴巴有异味"，所以，一定要少吃或者不吃。这点异味只是个小小警告，更进一步会导致人体正气下降，特别容易被邪气侵袭，生热就容易导致身体"发炎"——扁桃体炎、牙龈炎、气管炎、肺炎等。

所以，当孩子出现口腔异味时，家长们不要置若罔闻，也不用紧张兮兮，通过学习可以清晰地判断原因，从容地应对即可。

 ## 身体怎么样？便便会"说话"

大便是观察孩子消化能力的另一个重要窗口。绿色便便、蛋花汤样大便、泡沫样大便、水样大便、便便里有奶瓣、便便有酸臭味……不同形状的大便提示着不一样的问题。大便可以说是很多家长最为关注的话题。正确地识别正常和异常的大便，有助于早期发现宝宝消化道的异常，为预防疾病提供有价值的线索。

首先我们来看看，什么样的大便是正常的大便。

由于年龄、饮食、生活习惯等的不同，宝宝每天的排便次数、大便的性状等也会有所不同。正常新生儿出生后在 24 小时内应排出第一次大便，墨绿色，黏稠似胶，无明显臭味，此称为"胎便"。胎便一般在 3 ~ 4 天内即可过渡到正常的大便。正常新生儿的大便次数相差较大，个别孩子每日大便可达 3 ~ 5 次，甚至将近 10 次，也有的 2 ~ 3 天大便一次。只要大便时不困难，大便内无黏液、脓血或呈水样便，就属于正常。

母乳喂养宝宝大便呈黄色或金黄色，少数微带绿色；黏稠、糊状；有一股甜酸气味，但不臭；大便次数较多，每日 3 ~ 8 次。喝配方奶的宝宝大便为淡黄色或土黄色；较干燥，可成形；有时可混有奶瓣，有臭味；大便次数较少，每日 1 ~ 2 次，有时 2 ~ 3 天 1 次。混合喂养宝宝的大便与喝配方奶的宝宝相似，但较黄、软。

刚开始添加辅食时，大便的颜色可能会随添加的辅食而改变，如添加绿叶蔬菜汁后，大便颜色会变成墨绿色。添加谷物、蔬菜等辅食后，大便性状接近成人，每日一次。1 岁以后，宝宝的饮食逐渐接近成人的饮食，大便性状也逐渐与成人相似。

在我们遇到的孩子里，**大便前干后稀、粘马桶或者很细的孩子比较多**。先干后稀是因为消化功能不良引起的，也就是中医说的脾虚，脾主运化水谷，脾气虚弱，失于健运，水湿不得运化，则下注肠间，气虚又推动无力，大便不得下，久存大肠，燥化太过，则先干后稀。在《圆运动的古中医学》里也对此现象做了诠释以及食疗建议："凡大便稀溏，最后有条粪。先稀溏者，热滞也。先条粪而最后稀溏者，脾土虚寒也。大人亦同。最后稀溏宜补脾土，误服凉药消药，必生危险。小儿大便结燥，菠菜或青菜或红薯黑豆煎浓汤服以润之，蓖麻油生蜂蜜均败胃忌服。"

曾经有一位妈妈，她家孩子长达 5 个月的严重便秘（甚至 14 天不拉），就是前干后稀的状况。看遍北京各大医院，试过苹果、香蕉、西梅泥、青菜、益生菌、乳果糖通便、棉签蘸香油、开塞露通便等各种通便办法，始终难以奏效，孩子的湿疹也一直很严重，那都是因为没有找到根源去解决。气虚便秘的推拿方还是重在补孩子的脾肺之气，脾气足了，湿疹这些源自脾胃的问题也自然随之消失了。**这样的便秘绝对不能吃寒凉的食物或时常给孩子吃清热通便药**，因为这些对孩子的胃肠乃至免疫力都有损害。至于开塞露或肥皂水来缓解孩子便秘的方法只是通过刺激肠壁引起排便反射，治标不治本，如经常使用，直肠对刺激会变得越来越不敏感。

泡沫样大便通常是说明孩子着凉了，肚子、脚底凉到了，或是吃了生冷的食物。还有一种可能是糖摄入过多，如果是母乳喂养的宝宝，宝宝大便泡沫，有可能就是妈妈吃得太甜引起的。宝宝的大便混有泡沫，还可能在提示爸爸妈妈们，宝宝消化不良了，因为宝宝的消化不好，食物残渣多了，被肠道里的菌发酵产生气体，就会出现大便混有泡沫的情况。另外，大便混有泡沫还可能与宝宝哭闹时间过长，吞下了比较多的空气有关。

如果宝宝的大便呈稀水样，有时还常常带有泡沫，有时伴有嘴巴有异味，中医认为有可能是脾虚受寒的腹泻。《素问·举痛论》提到："寒气客于小肠，小肠不得成聚，故后泄腹痛矣。"如果是因脾虚受寒导致的腹泻，只要注意别让宝宝脱水，采用红豆包或者花椒包温敷肚子的方法可以加快宝宝的康复。学过儿推的，可以辨证推拿，没有学过的，可按**揉外劳宫穴**（图 39）辅助调理。

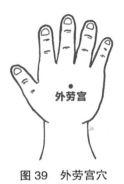

图 39　外劳宫穴

花椒包

效果及适用范围

具有温中止痛、祛湿止泻的作用。可以用于肠胃寒凉性的胃痛、腹痛、腹泻。

制作方法

花椒 50~200 克，（红花椒、青绿色的川椒皆可）不用洗，放在小火炒热，（尽量不要炒至焦煳状）然后装入棉布袋或棉布包裹好即可。用手背试试，温热不烫为度。热敷孩子（成年人同样适用）的胃部、肚子、整个腹部均可，热敷部位根据病症部位而定。一般每次温敷 30 分钟以上，每天 1~3 次，根据病情轻重而定。花椒可以重复使用，出现焦煳现象后弃用。

奶瓣大便或者大便里有不消化的食物，主要是孩子的脾虚或者饮食不当所致，可以通过健脾来改善。如果生长发育良好，轻微的奶瓣不用紧张，如果是配方奶喂养，大便中出现奶瓣说明存在消化不良的问题。一岁以内的宝宝，我们建议还是坚持母乳喂养；如果确实因为客观原因导致无法母乳喂养，当出现奶瓣时，建议给孩子减少喂奶量。

《素问·脏气法时论》曰："脾病者……虚则腹满肠鸣，飧泄食不化。"如果宝宝较长时间内都是稀水便，而且大便中有血或黏液，针对其他胃肠疾病的治疗都不见效，有可能是食物过敏引起的。如果宝宝尚处在全母乳喂养阶段，妈妈应该好好想一想自己的饮食中有什么是新近加入的，宝宝是不是在那之后开始排稀水便；如果宝宝喝配方奶，要考虑是不是牛奶蛋白过敏；如果宝宝已经添加了辅食，要好好排查一下宝宝都吃了些什么，或者先停食某种食物。其实，孩子容易过敏，根本还是和脾胃功能有关，这时候尤其要给孩子加强健脾。

豆腐渣样大便，中医认为很可能是脾虚寒湿导致的。如果宝宝的大便稀，呈黄绿色且带有黏液，有时呈豆腐渣样，就需要及时看医生了，通过中医健脾散寒祛湿的治疗会有很好的效果。从西医角度看，这可能是霉菌性肠炎，患有霉菌性肠炎的宝宝同时还会患有鹅口疮，如果孩子有上述的症状，需到医院就诊。

如果宝宝从出生大便就是灰白色或陶土色，一直没有黄色大便，但小便呈黄色，很有可能是先天性胆道梗阻所致，应该马上带宝宝去医院就诊，延误诊断和治疗会导致永久性肝脏损伤。如果偶尔出现，且没有出现腹胀、厌食、尿黄、哭闹烦躁等症状，一般无大问题。注意孩子饮食清淡，母乳妈妈也需要饮食清淡。持续一周无缓解，就要去医院了。

大便中有血，中医认为可能是脾虚兼大肠湿热，所以不能单纯用寒凉的药物，必须结合健脾。在《圆运动的古中医学》里提到："按经言：结阴者，便血。盖气为阳，血为阴，邪热结于阴分，故当便血。初起宜清热凉血为主。丹溪云：凡治下血，不可纯用寒凉，必加辛味升举药为佐。虞氏云：人身精血，皆生于谷气，脾胃统血，久病虚弱，必资归脾、补中等汤，脾胃气旺，则能摄血而不下行矣。"如果血液与大便是分离的，一般是肛裂所致；如果血液为鲜红色，与大便混合，可能是痢疾或其他疾病；如果血液为深褐色，可能是胃或小肠出血。后两种出血很可能与食物过敏有关，应尽快就医，并找专业小儿推拿师调理。

《素问·至真要大论》曰："诸呕吐酸，暴注下迫，皆属于热。"大便闻起来酸臭，甚至像臭鸡蛋一样的味道，通常是积食导致大肠热引起的，也是吃出来的病，可能是蛋白质摄入过量，或蛋白质消化不良造成的。母乳妈妈务必清淡饮食；如果是奶粉喂养的孩子，应注意配方奶的浓度、进食是否过量，可适当稀释奶液。如果已经给宝宝添加辅食，可以考虑暂时停止添加某类辅食。

一个饮食一个大便，一个输入物，一个输出物，是判断宝宝身体状况，尤其是脾胃功能的重要指标。前面第二章重点谈了脾胃作为后天之本的重要性，爸爸妈妈们要时常留心观察孩子的便便，但也不要过于担心，要尽快找出便便异常的原因，然后正确地去调理。

 ## 藏在宝宝指甲里的惊人小秘密

孩子指甲常出现白点、白斑，甚至指甲表面出现一些小坑、变形，还有的孩子指甲容易折断、分层。这是怎么回事呢？很多家长认为，这些是营养不良的表现，所以就更注重加强孩子的营养。但我们从接触到的孩子来看，单纯通过营养的补给不仅难以解决问题，而且有些还容易加重。

再来看看中医是怎么看待这个问题的。《黄帝内经·五脏生成篇》中提到："肝之合筋也，其荣爪也"。爪，即爪甲，包括指甲和趾甲。中医认为，爪乃筋延伸到体外的部分，故称"爪为筋之余"。爪甲的荣枯，可反映肝血的盛衰。肝血充足，爪甲坚韧明亮、红润光泽。若肝的阴血不足，爪甲失养，则爪甲软薄、颜色枯槁，甚至变形脆裂。

另外，与指甲关系重大的就是脾胃，脾胃可以说是生命的基石，中医认为脾胃为气血生化之源，肝血的充足离不开脾胃的滋养，所以要想肝血充足，要有健康的脾胃作保障。还有，有的孩子生病或是生活规律发生较大改变后也会出现指甲的问题。其实，这也是生病等原因损伤了孩子的脾胃，耗伤了气血，在指甲上变现出来的异常体征。

群里有一位妈妈给孩子补充了很长时间的维生素、微量元素，孩子的指甲依然是断层、干裂。结合我们的建议通过推拿健脾，同时调整饮食，以五谷为主，当地当季蔬菜为辅后，经过大约四五个月的调理，已经变得平整红润了。脚趾甲的问题同理，群里这方面的反馈相当多，更加进一步证明了调理内在的重要性。

> 孩子指甲爱分层，劈，脆，是困扰我很久的问题。咨询了牛妈和范大夫之后，确定是脾胃的原因。四月份上课之后，我基本每天给孩子做推拿，目前改善好多啊，不仅指甲不再分层，体质也得到了改善。养了四年的娃，才知道脾胃真的太重要了，坚持推拿，还有忌口，我家孩子两个月就看到效果了。
>
> ——@vivian wang jy

顺带说说小孩啃指甲这个行为，中医认为也是脾胃和肝的问题。脾胃气虚或阴虚，就会出现啃咬指甲、指头的现象。如果孩子情绪不良，比如学习压力大，家庭氛围紧张、压抑，导致孩子肝气不疏，孩子会以啃咬指甲、手指这些非正常渠道疏通肝气。

所以，要从根本上改善孩子的指甲及啃指甲的问题，就要结合孩子的具体情况来辨析，找到根源，身心同调。

 ## 我们最需要感受的是孩子的神定与不定

在所有的指标观察里，不管有没有达到生病的质变，孩子的精神状况，都是我们最需要观察的。这个神，是我们整个气机运转的生命动力，所以神定则气定，身体小小的问题自己就能很快调整过来。孩子的神还不够定，所以特别容易受到干扰。神受到了影响，人的气机就会受到影响，人就容易打蔫、夜啼，甚至生病。

孩子的神受扰有几种情况，一种是突然的、突发的干扰，比如说惊吓。小儿的生理特点为脏腑娇嫩、形气未充，神经系统都还未发育完善，所以容易受到惊吓，属于正常，但还是要处理，否则就会有夹惊，进而影响脏腑功能。我在拜访儿推大家赵鉴秋老师时，老师曾经说到，孩子受惊吓一定要及时用儿推或其他办法进行处理。赵老一再强调，不要小看孩子惊吓，如果不及时处理，形成病灶，任我们如何开发智力也是枉然。

群里曾经有一位妈妈和我们分享了她的亲身经历，因为小学时候看恐怖片吓到了，形成了心理阴影，导致毫无缘由的胸口闷痛，多次就医却始终查不出任何原因。因为从小神受到了干扰，导致魂魄出了问题，无法正常工作，甚至十几年失眠和噩梦不断。

小学的时候家里有叔叔从广东带回来很多香港 VCD 电影片，里面有很多林正英系列的僵尸片。一到放假时间，我就召集邻居小伙伴一起放着看，开始的时候是快乐的。当时的我才五六岁。后来暑假去广东玩，当时热播一个片子，叫《我和僵尸有个约会》，每天跟着大人看。

　　然而，等我越长越大，这颗僵尸的种子便在我内心生了根，长了芽，开始非常害怕它的出现。小时候，家里的厕所是独立在房子外面的，一到晚上上厕所，即使开着灯，也总觉得背后有什么跟着我。它的形象有很多，比如僵尸，比如红衣女子，大多是电影电视剧里的那些形象。

　　从那以后，我便时不时犯上心绞痛，做噩梦这种事情是家常便饭，一到晚上就睡不着，白天上课就睡大觉。去做了各种西医检查，说是神经衰弱，也没检查出其他的毛病。大学期间，在图书馆里看了些心理学的书，尤其是弗洛伊德的《梦的解析》，想解开自己做噩梦的根源。大三那年，仍旧是为了克服怕鬼的心理障碍，在宿舍里一个人看了著名的日本恐怖片《咒怨》，看完之后三天三夜不敢睡觉，精神几近崩溃。之后莫名腹痛，去医院查不出任何问题，随便给我挂点水。回学校后又复发，无奈校医院让我换个医院，转到另一个医院后医生让我住院。

　　等到自己生了孩子，慢慢接触中医，才越来越明白自己是怎么回事。有一天听到徐文兵老师讲《黄帝内经》，说到三魂七魄，简直是刷新了自己的认知。在中医里，人是有三魂七魄的，这是一种理解事物的角度。徐文兵老师的《字里藏医》里写了这样的一段话："三魂夜晚藏于肝，本当静养休息，但是如果各种原因搅扰神魂，就会出现魂不附体，出现难以入睡、早醒的症状，或魂魄飞扬，出现多梦浅睡的问题。"有人整宿无眠，睁着眼睛到天亮，时间长了，就痛不欲生，但求一死。其实就是魂魄不得交替，有动无静。于是自己高中时候长期失眠的原因便得到了答案。因为从小受到了神的干扰，导致自己的魂魄出了问题，无法正常工作。在自己失眠和噩梦不断的这十来年中，不知道有多少个可怕的夜晚。

——@小树精妈妈

因为心神是睡眠与觉醒的主宰，神静则寐，神动则寤。人生活在天地间，感受着天、地、人的各种能量和信息，特别是小孩子，很容易在无形中留下一些我们看不到的印记。这样的影响是不可估量的。所以我们要尽量避免这些干扰的因素。

还有一种是慢性的消耗，比如痴迷于电子产品、网络游戏，或者内心长期的匮乏和不安感。无形之神乱，表面没有什么特别的反应，但内在的精气神却处于涣散、凌乱的状态。现在很多年轻家长都会带很小的孩子到处玩，一连好几天，从一个景点奔波到另一个景点，有些游乐场所为了吸引眼球，更是在色彩、灯光、音响上设计铺染得极其绚丽，孩子的五官都处于应接不暇的混乱动荡之中。我们可以想想，这样真的对孩子好吗？老子曾说："五色令人目盲，五音令人耳聋，五味令人口爽，驰骋田猎令人心发狂，难得之货令人行妨。是以圣人为腹不为目。故去彼取此。"意思就是外界各种对感官的强烈刺激，容易让人的感知力下降，心神狂乱，所以圣人提出只有摒弃声色之娱，才能守住心灵的宁静。

宁静是一种心神归宁的状态。神是一身之总摄，日藏于心，夜藏于肝，神归其位，就像人回到了家，不再漂泊于外，只有这样才能让一个人发展得更好。诸葛亮在《诫子书》中写道："非淡泊无以明志，非宁静无以致远。"可惜无论是"淡泊"还是"宁静"，现在人做到的都太少了。

人是一个开放的系统，无时无刻不在和外界环境进行着能量的交换。**如果经常带孩子去嘈杂动荡的场所，孩子的心神就容易受扰。**在保护孩子心神不受惊扰的同时，我们更要为孩子营造一个健康、正向的环境。平日增加各种有益心身健康的兴趣爱好，多接触大自然里的山山水水、花草树木，以及各种小动物，在平凡的生活中寻找精神寄托，而不是在各种感官刺激中迷失，这样对预防情志失调、保证脏腑安泰，都能起到积极的作用。推荐大家读一读李辛老师的《儿童健康讲记》，里面对于如何保护孩子，避免神受扰，有非常值得我们家长学习和反思的内容。

当然，更重要的是家长应该给孩子创造一个稳定的能量场。关于这一点，我会在最后一章给大家详细解读。

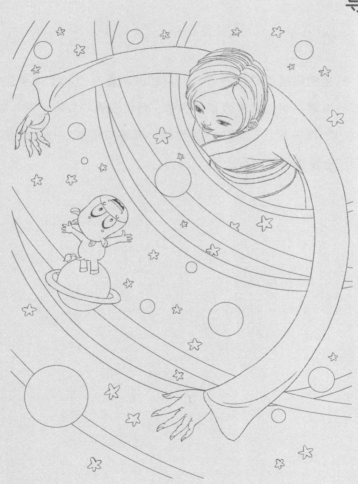

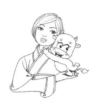

　　养生的高层境界是养心。大自然的清新空气和土地里生长的五谷杂粮，可以滋养我们的身体；而我们的"浩然正气""感恩之心"滋养着我们和孩子的灵魂。养育孩子的过程，也是提升我们心灵境界的过程。

情绪是系统综合的呈现

汉字承载着无穷的智慧，比如"病"字从"丙"旁，丙在五行属"火"，在五脏与"心"对应，所以中医有"病由心生"的说法。在中医看来，人的心态、情志因素是导致各种病最重要的因素。那如何改善孩子的性情，提升内心的状态呢？首先我们要认识孩子情绪的来源。

再看医药的"药"，繁体字是"藥"，音乐的"乐"字的繁体字是"樂"。两者是否特别相近？因为古人看待药物，并不是从药物的成分去分析的。那个时候也没有化验的仪器设备，更多的是从药物所携带的信息和能量层面；这种信息和能量，就像波一样，其实和声音、音乐都有很大的相通之处，可以对人体起到调治的作用。比如古人打仗的时候进攻要击鼓，用的就是鼓的升发之气，与人体之气产生共振和碰撞；收兵的时候则鸣金，因为金主收敛之气。

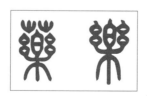

图 40 药和乐

不仅是声音和音乐，我们身边的亲人、我们的家族、我们的自然环境，都是一股无形的能量场，和孩子的个体进行碰撞和交流。在霍金的弘理论中用宇宙交响乐来比喻天地万物和人之间的关系。从中医角度，天地万物都由气而化生，那么我们每个个体既非完全依赖，也非完全独立，而是无时无刻不与外界的信息能量进行交流，所以会有环境对人身心的影响、家庭系统对人身心的影响，其实是同一个原理在不同系统上的呈现和表达。

日常生活中，我们经常会有这样的经历：来到海边，看到一望无际的大海，胸怀也会开阔起来，本来郁闷的心情就会舒展开来；而当来到一个非常拥挤狭窄的空间时，心里也会觉得很憋闷。某个人会让我们感到很放松，放得开；而有的人，一离近了就感到紧张、压抑。

这种能量场不光存在于自然领域，也存在于社会领域，比如每个时代都有不同的能量场，同样是写诗，唐朝人写的诗和宋朝人写的诗感觉就是不一样，我们可以从他们诗里感受到唐宋不同的时代气象、社会氛围。再比如每个公司也会逐渐形成独特的能量场，在里面待久的人在说话行事上都会慢慢形成某种一致的风格。可能里面的人感受不出来，但有时从外人角度看，他们甚至连神情有时都近乎一致。

当然家族和家庭也都有各自的能量场。在一个家庭里，发生的任何事情、家庭成员的身心状态这些都会反映在家庭能量场上，进而影响到孩子的精气神。比如我们在很多案例中发现，爸妈老吵架，孩子的神就会或多或少受惊吓，呈现出害怕、萎缩的状态，比如妈妈心里一直有什么事放不下，孩子的神往往也会发散、发空。精气神方面的问题积累到一定程度，就会在气血阴阳上出现偏颇，但这时候只有中医可以诊断出来。要看西医，顶多认为是亚健康，只有当气血偏颇到一定程度了才能形成看得见摸得着的病症。

事物、系统的能量干涉就像在原本平静没有波纹的池塘中丢一颗石子，水面泛起层层涟漪，并且一直扩大到整个池塘。在这个池塘中的任何一个点，都无法躲过这层层涟漪所带来的影响，尤其是紧密相连的水域影响更大。全息律也是如此，宇宙的万事万物都会在每一个点上有所呈现，各个系统的信息也会在人身上有完整的印记。

　　具体到孩子身上，一个孩子为什么会呈现诸多的性格和情绪，不仅和他遭遇的事情有关，也不仅仅和孩子的生理特点有关，而是诸多系统的全息呈现。所以，我们要把目光进一步放大，不仅要关注孩子本身的情绪，更要关注和提升整个系统的能量，这些都会在孩子的身上得到体现和回馈。

 ## 妈妈是孩子的大宇宙

　　常言道"母子连心"，在诸多的系统之中，母亲的身心与孩子紧密联系。尤其是小孩刚出生的时候，没有我的概念，与周围没有明确的界限，完完全全能感受到母亲的心念和情绪的起伏。

　　出生前，孩子和妈妈之间有一根脐带相连，出生后，妈妈和孩子之间依然在身心上存在着一种微妙的连接。**妈妈的日常生活习惯、妈妈的思维方式、妈妈的情绪状态，甚至妈妈内心深处潜藏的一些连自己都不清晰的想法，都会对孩子性格的形成起到潜移默化而又至关重要的影响。**孩子从一降生，妈妈的母乳是孩子赖以维持生命的物质食粮，而妈妈的爱更是孩子赖以生存的精神食粮。在孩子需要的时候，妈妈的拥抱、接纳、回应，能够让孩子产生归属感、价值感、安全感，而这些正是孩子一生幸福的基础。

在此前提下，妈妈也是孩子第一位启蒙老师。很多妈妈也知道自己对孩子教育的重要性，但只把重点放在了早教、英语、智力开发、才艺学习、识字等上，但这些都不是最核心的。俗话说"一个好妈妈，三代好儿郎"，这个"好"不是指妈妈的学历有多高，也不是多才多艺，更不是社会上标榜的"白富美"，而是妈妈的身心状态。

妈妈对孩子的意义，就像大地之于人类，宇宙之于星球。从事儿推推广的过程中，我越来越觉得情绪调节对妈妈非常重要。有一位中医大夫曾和我说，给孩子看病的时候，他会观察妈妈。如果情绪、性格不稳定，一般来说，对治疗的效果把握性就不高，会提前和家长做一些沟通。因为妈妈的情绪对孩子健康的影响真的不容忽视，远远超过我们的想象。所以，育儿先育己，养生重养心，也是我们一直提倡的内容。很多妈妈都对此深有感悟：

> 父母的压力会有意无意影响到孩子。我去年有两次比较重要的考试，考试前我很刻苦地在准备，我觉得压力很大，不过不行，结果在第一次考试之前，我的孩子得肺炎了。第二次考试结束的当天晚上，我的孩子得疱疹性咽峡炎了。当时觉得怎么这样，每次都是我最紧张的时候，每次都是我可以稍微松懈的时候，打击就来了，我的身体和精神都吃不消了。我总觉得是哪里出了问题，可就说不上来。现在看来是我的负能量传递给了孩子。
>
> ——@小怪兽

> 我之前是个比较急躁的妈妈，会因为一些小事对孩子不耐烦。虽然当时天天给孩子推拿保健，但是孩子身体状态仍然不太理想。

自从我调整自己心态，对孩子慢慢来，尽管很少推拿保健，但是孩子身体变好了，脸色也比之前白净多了。所以说，伤心有时候比伤食对孩子身体伤害更大。

——@颖子

我从小就有很严重的晕厥的毛病，去了很多医院都没有查出原因，我妈甚至怀疑我是癫痫。这种情况在我成人之后仍然有。后来我看了一些书，现在回想起来，我的晕厥只在我妈在旁边的时候发生过。她是个非常紧张的人，唯一能解释的就是她将紧张的气场传给了我。我并不埋怨妈妈，她是因为深爱我导致她的紧张。但我知道这个原因之后，我接受这个事实，并且做一些改变，努力让我的孩子变得乐观并且放松。

……

——@小猫炒豆

从群里妈妈们的分享感悟中，我们可以看到情绪和家庭氛围对孩子健康状况有着深远的影响。

尤其妈妈的身心状态就像大气候一样影响着孩子，妈妈经常乱发脾气，孩子就会常常情绪失控；妈妈经常压抑、郁结，孩子就会常常情志不舒；妈妈经常紧张焦虑，孩子也会常常担心害怕……因此无论孩子在身体上还是心理上发生问题，遇到困难，妈妈首先都要从自己身上找答案，调整自己，提升自己，孩子的状态也会因之而改善。

孩子的大部分问题其实都是父母的问题、家庭的问题，不管是天生遗传的，还是后天影响的，都是父母带来的。有多少父母以爱的名义，不仅在身体上伤了孩子的脾，又在心理上伤了孩子的心。孩子有问题的时候，我们做父母的真的需要内观一下，看看这是孩子的问题还是我们自己的问题。

有些时候，家长带着孩子来推拿，通过接触和沟通，我就知道这个孩子的身体状况不会太好。即使推拿暂时帮助他们解决了这个状况，后面可能还会发生其他的问题。作为家长，我们首先要成为身心健康的人，才能把健康带给我们的孩子，这才是帮助孩子改善调理身体最根本的方法。如果父母本身有很多情绪，家庭氛围不和睦，这样就会给孩子传递很多压力，不仅仅会影响到孩子的心理状况，也会体现在身体的问题上。那么无论小儿推拿多么的有效，也难以抵挡家庭日积月累的负能量牵引。

育儿先育己，养生重养心，中医大道值得我们好好追求。当我自己能够换位思考，能够经常反观自己、修正自己的时候，带来的不仅仅是家庭的和睦，更对孩子的身心发展有着积极的作用，这样才能从源头上解决孩子的疾病。

 ## 生而弗有

有一位妈妈和我说，她一听到孩子打喷嚏，就哆嗦，特别紧张，我问她，你看到别的孩子打喷嚏会哆嗦吗？看到自己的母亲打喷嚏会哆嗦吗？她说不会。为什么这位妈妈会那么紧张？因为把孩子"抓得太紧"了，很多小问题就会被无限地放大。老子在《道德经》里有这样一句话："万物作焉而弗不辞，生而弗有，为而不持，功成而弗居。"我们要向天地学习，生养万物而不据为己有。

《道德经》上简单的一句话，暗含着生命的大道。**人为什么会痛苦，其实不是因为不能接纳改变本身，而是对于事物的规律缺乏智慧的观察，以及过于执着的心态。**就好比我们心爱的一盆花摔了，伤到了枝叶，我们都可能会心疼不已，如果是一盆自己不太关注的花，就算有人把它连根拔起，我们都不一定会太难过。所以我们的痛苦和伤害本身的强烈程度没有直接关联，而是和我们对人和事的执念有关。要想改变自己的身心状态，一定不能对人和事抓得太紧，这样反而容易制造患得患失的情绪，而且对事物的发展没有任何的助益。

万事万物的结局都有其因缘，我们连自己的头发都难以控制生长，何况是外界事物的缘起生灭。从生命之源来看，孩子的来源不仅有父精母血，还有天地的滋养。孩子虽然是我们"生"的，但不归我们所有。**每一个孩子生下来都是天之子，是大自然的孩子，只要我们遵循自然之道去养育，就不会有大的问题。**如果我们把身心所有的能量都聚焦在他身上，就很容易让自己心神不定、焦虑万分。我们的爱，不应该表现为盲目的执着，而是为了更智慧地照顾和养护，需要放下的仅仅是黏附和控制的情绪，并不等于行为上的放弃和放任不管。

曾经在曲黎敏的《黄帝内经·生命智慧》里看到一段话："中国古代的'养'字，非常有意思。它是指一个人赶着四只羊，在放牧。因此，养也有爱护和放牧的意思，让生命自由自在地生长，保持一种自由自在的状态。"

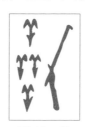

图 41　养

很多生过二胎的妈妈可能对此会比较有感受。一些二胎妈妈和我说，她生头胎的时候特别紧张，买了很多育儿书籍，全家围着一个孩子转，希望吃的、用的都能给到最好。但是养育上还是出了很多偏差，导致大宝养得不是特别好，而养二宝的时候，几乎是一个放养的状态，任其自然，没有过多的人为干预，反而状况好了很多。

当女人成了妈妈，很容易忘记和牺牲自我，把能量都放在孩子身上。而正是长期得不到滋养，原本丰盈的母爱才会渐渐枯竭，所以需要想办法通过其他途径让自己恢复到平衡的状态。我们要让自己先松下来，不要太追求完美，给自己一点与大自然、与内心相处的时间，哪怕每天几分钟，试着去体会"行到水穷处，坐看云起时"的状态。我们可以从饮食、起居、运动等生活方式入手，多做减法，给自己留有空间。除此以外，我们还可以尝试深呼吸、静坐、站桩、瑜伽、太极……探索适合自己的情绪处理方式。当我们把对孩子的能量收回一些的时候，反而更能客观地观察自身的问题、家庭的问题乃至家族的问题，从而找到更好的钥匙。

养育要应春生之气

先说说孩子教育方面一个普遍原则，我们可以从《黄帝内经》中找到一些启发。《素问·四气调神大论》里说："春三月，此谓发陈，天地俱生，万物以荣，夜卧早起，广步于庭，被发缓形，以使志生，生而勿杀，予而勿夺，赏而勿罚，此春气之应，养生之道也；逆之则伤肝。"

这段话我们可以慢慢地去读，去感受一下。这里面不仅仅是在讲春天的养生之道，也是在说孩子的养育之道。孩子，就像一年四季的春天一样。**都说一年之计在于春，所以我们要强调蒙童养正的重要性。**经典智慧的熏陶都是在撒播正能量的种子，在今后成长的路上必然会生根发芽，让孩子有能力去面对未来的挑战。所以早期的任务不是学习，而是感官的打开，是感受，是格物而不是致知。

此外，我们可以从"广步于庭，被发缓形"中体会到什么？那是一种缓慢的节奏、宽松的状态，我们不要什么事情都着急上火。着急孩子怎么还不会说话，怎么还不会走路，怎么还不会用筷子，这些其实都不是问题。除非特殊情况，孩子大了以后都会，只是每个孩子的节律不同，能力发展的快慢有所不同。我们一定要给孩子慢慢锻炼的时间，相信自然而然，水到渠成。

"以使志生，生而勿杀，予而勿夺，赏而勿罚"，这些是在强调养育孩子中仁德培养的重要性。春天，对应肝，对应木气，木气是一种向四周发散的生机。在五行中，仁德属木，养的也是肝脏。孟子说："仁者爱人。"所以简单来讲，仁就是爱，这种爱心会滋养孩子的肝脏，其实就是滋养孩子的生机。孩子不容易发脾气，也不会起嗔心，就像春天欣欣向荣的树木一样舒展发散、温和儒雅，内在生机勃勃、饱满丰饶。

而在现实生活中，我们经常可以发现，有一些妈妈自己的内心就充满了很多的怨恨懊恼，对人对事的仁德不够。有些家长还会教孩子怎么玩弄小动物，怎么踩蚂蚁，怎么弄死小蝌蚪，等等，这些都是扼杀生机的心念，是有悖于春养之道，也就是儿童的养育之道。因为孩子是父母的一面镜子，只有富有爱心的父母，才能培养出富有爱心的孩子。因此，父母平时就要注意自己的言行举止，做到孝敬老人、关心孩子、关爱他人、乐于助人，甚至爱护一草一木，包括小动物等。孩子在父母的影响下，自然而然会形成"仁"的习惯和品质。

同时，我们在给予爱的同时，也要给孩子立规矩，但是不要有情绪的施加，而是温柔而坚定地表达和引导，注重言传身教的熏陶。因为过多的精神压力、学习压力都会扼杀孩子的木气。本来木气应该往上走，孩子一紧张，整个气机就困住了，很容易影响到孩子的生长发育。其实包括抗生素在内的这些杀伐之物也尽量要少用，因为这些都违背春生之意。西医强调杀菌，中医强调解毒，一个杀灭，一个和解，其实暗含着两种思维方式。孩子一开始就用苦寒的药物或消炎药物，这就杀掉了生发之机，一生的底子就会受到影响。所以，把握这个度很重要。

不逾矩，即是阴中求阳

有些家长会说，如果从小不给压力去努力学习，不管教，孩子长大怎么能有出息？这个是另外一个层面的问题了，就是把握爱的表达形式。中医讲一阴一阳之谓道，所以孩子的养育既要遵循春养之道，也要阴阳互根，爱和肯定，规则和批评都是需要的。我们绝不是提倡家长要完全放纵孩子的自由，不施加任何的压力，而是要基于不同的时间、空间和人，找到那个恰当的度。

中国式的自由，类似孔子所说的"从心所欲而不逾矩"。有句话说"自由其实是带着脚链的舞蹈"，**建立在规则上的爱才是真正的爱，建立在爱上的规则才是好的规则**。这个脚链、这个规则，实则是通过外在的一些方法去建立内在的一些道德律。就像中国的古钱币，外圆内方；圆是为人的道理，方即是内心的道德律，是将外在的规矩内化。

而现在家长们很容易走两个极端，一是过于苛刻地要求孩子，让孩子压力太大，喘不过气来；二是，任由孩子快乐就好，给予极大的自由，没有任何的界限和规则。推荐大家读一读《圆运动的古中医学》，其实里面描述的圆运动，升降沉浮的规律适合于不同的载体，用到人体上就是医学，用到教育上就是教育理念。如果这个孩子本身就比较狂妄，升发太过的话，那我们要适当压一压他的木气；如果这个孩子本身就是内向、焦虑的状态，我们就要给予更多的宽松和自由。这其实都是让孩子回到那个"中"的状态。所以对于每个孩子，教育的根和大原则一致，落实到具体的方法可以有不同。

有一些基本的规矩和礼仪我们必须给孩子去建立。这包括什么是应该做的，什么是不应该做的，比如捡到东西不能私藏，排队不能加塞，见到长辈要有礼貌地打招呼，公共场合不能大喊大叫，不可以去抢别人的玩具，不能偷东西，不能说谎话，考试不作弊，不抄作业……其中，建立孩子的恭敬之心至关重要。

《孟子·告子》中提到："恭敬之心，礼也。"礼的外延可以有很多，但本质就是一种把自己放得低一些，对周围世界存有一种恭敬心。成熟的麦穗，是饱满而弯下腰的；有教养的人，会把自己放得很低很低，对任何人任何事都心怀敬意，这是一种骨子里的教养。礼德属火，具有温热、升腾、明亮的属性，所以火德盛的人，大都性格开朗、谦和恭敬、活泼热情、精神闪烁。他们的心里阳光灿烂，给世界带来光和热。

我们首先需要让孩子体悟到的礼德，就是对长辈的尊重。现在的孩子就很容易出现这种情况，小小的一个人却成整个家庭的中心。爸爸、妈妈、爷爷、奶奶、姥姥、姥爷，全家人都围着他（她）转，一出门都是爸爸抱着，妈妈打伞，爷爷推车，奶奶拎包，颇有点小皇帝、小公主的架势。一些父母又照搬西方自由民主的教育理念，让孩子没大没小，甚至可以称呼长辈的名字。很多年轻人会说，这没什么呀，西方家庭不就是这样吗？我们不需要孩子的尊敬，只要孩子的爱。

曾经看到一则新闻，感到特别痛心。有一家三口，父母都是普通的小生意人，他们起早贪黑经营着一家早餐店却盈利微薄。一个月每天从早忙到晚却攒不下什么钱，更别提添衣逛街犒劳彼此。就是这样对自己百般吝啬的父母，面对读大学的女儿张口索要最新款的苹果手机时，却硬生生从口袋里掏出辛苦积攒了半年的血汗钱满足了她的要求：一部 8000 元起步的 iphone x，几乎瞬间就榨干了这对穷困夫妻的血汗……

前几年网上还疯传了这样一段视频：因为当快递员的父亲没给自己买 iphone7，16 岁的儿子让父亲在门外罚站，甚至破口大骂让他跪在自己面前认错。"你瞅瞅你那个 X 样，要多窝囊有多窝囊！不买耐克、阿迪就算了，给我买个李宁也行啊，还是从早市上买的，你还有脸问我为什么不穿。你给我记着，今年没有 iphone7，我就没你这个爹！"就因为父亲没给自己买名牌，儿子打骂父亲甚至让他下跪认错。面对这样丧尽天良的不孝行为，在愤怒的同时，更多人在感慨古话诚不欺我："养不教，父之过。"视频里有一个细节，儿子凶狠地辱骂父亲"知道错了没"，谁曾想父亲竟颤抖嗫嚅着回答："我错了，儿子。"

这些现象就是我们家长只强调爱和忽视敬造成的。在中国传统文化中，敬是比爱更高远、更深邃的一种情感。就像我们敬天敬地一样，我们人和人之间也要相互尊敬。我们甚至对山川河流、一草一木都怀有敬意，因为天地万物都是相互连接、不可分割的。我们在冥冥的大化中共同担待着、彼此扶持着，这是一种朴素的、自然的、普遍的情义。所以人和人之间可以不相爱，但不可不相敬。一个人不懂得敬，就不会真的懂得爱。

此外，**时间是最大的序位**。家里有两个孩子的，一定要培养二宝对大宝的尊敬。孩子要尊重父亲，更要尊重长辈。所以要培养孩子那份恭敬的心，从尊敬自己身边的人开始，慢慢扩散到对老师、同学、邻居等周围人，最后到社会、民族、国家，甚至全人类。要知道人后来的很多情感都是从尊敬父母这一最初、最朴素的恭敬心理发展起来的。

心灵引导也是补药

《医述》中提到："心为一身之宰，脾为万物之母。养心养脾，摄生最要。"这也是为什么我们这本古法育儿书会把养心和养脾单独作为一个章节给大家呈现的原因。

大自然的清新空气和土地里生长的五谷杂粮，可以滋养我们的身体；而我们的"浩然正气""一身正气""感恩之心"滋养着我们和孩子的灵魂。养生的高层境界是养心，养育孩子的过程，也是提升我们内心境界的过程。最关键的是我们应该如何培养孩子良好的品德和心性。

古人为什么如此重视品德？**道德品格绝不是我们通常意义上所理解的这么简单，这是人类安身立命的基础，是健康真正的主宰。**《老子》讲："道生之，德畜之，物形之，势成之。"天地万物都是道生之，德养之。抓住了德，就抓住了万物生成的本源，德蓄养着人的精气神，这也是中医最根本的追求。孩子的品德一旦立起来，就不容易有太激烈的情绪和偏颇的言行，身体、思想、智力都会全面发展。

所以在《类经》里提到："心为脏腑之主，总统魂魄，兼该志意。故忧动于心，则肺应；思动于心，则脾应；怒动于心，则肝应；恐动于心，则肾应。此所以五志惟心所使也。设能善养此心，而居处安静，无为惧惧，无为欣欣，婉然从物而不争，与时变化而无我，则志意和，精神定，恚怒不起，魂魄不散，五脏俱安。邪亦安从奈我哉！"

孩子眼清心净，心灵尚处于幼小稚嫩的阶段，容易塑造也容易被污染。所以，我们应该营造一种充满诚意的氛围，来涵养他们的天性。

品德不是教出来的，而是熏出来的。古人教育小孩，无论是什么形式和内容，最后其实都是为了涵养那颗心。《万全养生四要》就提到："古人教子舞刀、舞剑、学文，朝夕游焉，所以涵养德性，禁其非心也。故能气质清明，德誉成就，福寿绵长。今之人则不然，所以福德不及古者远矣。"

为孩子营造一个充满诚意的氛围其实并不简单，需要我们时时刻刻注意自己的语言和行为。只有这样，孩子的心才能趋于柔和细腻，而不会变得粗糙浮躁。我们生活中的处处细节都是涵养孩子天性的体现：我们自己的淡泊宁静、身心轻安的状态；对父母真诚的感恩，孝顺的点滴言行；不随意浪费一张纸、一滴水的惜物之心；不肆意虐待猫狗小动物，更不无故害死一只小虫子的悲悯情怀……都是滋养孩子内心的甘露。

给孩子买有营养的食物补这儿补那儿让孩子身体好，其实这些都不是最重要的，甚至有可能会适得其反。尤其在这个物欲膨胀的环境里，父母首先不要被物欲冲昏头脑，应该在家里营造一个物质清俭而精神丰富的环境。除了饮食上的忌口外，孩子的衣服也不要买太多，买玩具要选经典的，重质不重量，好书可以多买点。

孩子更需要的是精神的滋养，最重要的是父母自身的状态和家庭的

氛围，以及父母和孩子间心与心的交流。**要多一些陪伴，多一些交流，多一些欢笑，多一些沟通和理解。**孩子只有活在一个宁静而又愉悦的环境里，才能体会得到平淡生活的幸福，就像口味清淡的人才能嚼出菜根香。我们永远要记住，对孩子的心灵引导，才是真正的补药，而且永远有效。

参考书目

1.《黄帝内经》，人民卫生出版社，2005年8月第1版

2.《道德经》，北京联合出版公司，2015年7月第1版

3.《论语》，北京联合出版公司，2015年7月第1版

4.《尔雅》，上海古籍出版社，2015年5月第1版

5.《周易》，西泠印社，2012年2月第1版

6.《管子》，中华书局，2016年1月第1版

7.《孟子》，北京联合出版公司，2015年7月第1版

8.《类经》，张景岳（著），山西科学技术出版社，2013年1月第1版

9.《脾胃论》，河南科学技术出版社，2018年4月第1版

10.《金匮翼》，清·尤怡（著），张印生（校注），中医古籍出版社，2003年11月第1版

11.《金匮要略》，汉·张仲景（著），人民卫生出版社，2017年12月第1版

12.《证治准绳》，明·王肯堂（编著），人民卫生出版社，2016年6月第1版

13.《医学入门》，明·李梴（著），人民卫生出版社，2015年2月第1版

14.《慈幼新书》，程云鹏（著），湖南科学技术出版社，2014年12月第1版

15.《幼科发挥》，明·万全（著），人民卫生出版社，2017年12月第1版

16.《育婴家秘》，明·万全（著），湖北科学技术出版社，1986年

17.《幼幼新书》，南宋·刘昉（著），中国医药科技出版社，2011年8月第1版

18.《小儿卫生总微论方》，湖南科学技术出版社，2014年12月第1版

19.《小儿病源方论》，宋·陈文中（著），中国中医药出版社，2015 年 12 月第 1 版

20.《小儿药证直诀》，钱乙（著），人民卫生出版社，2017 年 3 月第 1 版

21.《婴童百问》，明·鲁伯嗣（著），湖南科学技术出版社，2014 年 12 月第 1 版

22.《医经精义》，吴棹仙（编著），房明东（校），四川科学技术出版社，2013 年 9 月第 1 版

23.《厘正按摩要术》，清·张振鋆（编著），中国中医药出版社，2018 年 1 月

24.《小儿推拿广意》，中国中医药出版社，2016 年 12 月第 1 版

25.《竹林女科证治》，湖南科学技术出版社，2014 年 12 月第 1 版

26.《竹林寺女科秘传》，清·竹林寺僧（撰），人民卫生出版社，2018 年 5 月第 1 版

27.《女科精要》，刘越撰述，刘山雁（整理），学苑出版社，2009 年 5 月

28.《增广大生要旨·达生编》，湖南科学技术出版社，2014 年 12 月第 1 版

29.《胎产心法》，清·阎纯玺（著），湖南科学技术出版社，2014 年 12 月第 1 版

30.《妇科玉尺》，清·沈金鳌（著），中国中医药出版社，2015 年 1 月第 1 版

31.《养生四要》，明·万全（著），中国医药科技出版社，2018 年 1 月第 1 版

32.《医述》，清·程杏轩（撰），安徽科学技术出版社，1990 年 8 月第 2 版

33.《外经微言》，清·陈士铎（著），中国医药科技出版社，2011 年 1 月第 1 版

34.《景岳全书》，明·张介宾（著），人民卫生出版社，2018 年 1 月第 1 版

35.《三元参赞延寿书》，张志斌（编著），福建科学技术出版社，2013 年 8 月第 1 版

36.《太平圣惠方》，宋·王怀隐（著），人民卫生出版社，2017 年 12 月第 1 版

37.《医宗金鉴》，清·吴谦（著），中国医药科技出版社，2017 年 11 月第 1 版

38.《兰台轨范》，清·徐大椿（著），人民卫生出版社，2017 年 9 月第 1 版

39.《随息居饮食谱》，清·王士雄（著），浙江人民美术出版社，2018 年 1 月第 1 版

40.《寿世保元》，明·龚廷贤（著），人民卫生出版社，2017 年 3 月第 1 版

41.《养生三要》，清·袁开昌（著），中国医药科技出版社，2017 年 1 月第 1 版

42.《丹溪心法》，元·朱震亨（著），人民卫生出版社，2018 年 5 月第 1 版

43.《幼科释谜·颅囟经》，湖南科学技术出版社，2014 年 12 月第 1 版

44.《幼幼集成》，清·陈复正（编撰），人民卫生出版社，2017年7月第1版

45.《医经小学》，明·刘纯（撰），中国中医药出版社，2015年1月第1版

46.《孙谨臣儿科集验录》，孙浩（编著），甘肃科学技术出版社，1990年12月第1版

47.《医法圆通》，清·郑钦安（著），中国医药科技出版社，2016年4月第1版

48.《四圣心源》，清·黄元御（著），中国医药科技出版社，2016年4月第1版

49.《幼科折衷》，明·秦昌遇（著），李凌空（校），中国中医药出版社，2016年11月第1版

50.《婴儿论》，清·周士祢（著），中国中医药出版社，2015年1月第1版

51.《幼科医学指南》，清·周震（著），中国中医药出版社，2015年1月第1版

52.《医学心悟》，清·程国彭（著），人民卫生出版社，2018年5月第1版

53.《胎产指南》，张晋峰（注），人民军医出版社，2012年3月

54.《中国古代性典》，王凯（编译），沈阳出版社，1993年5月第1版

55.《圆运动的古中医学》，中国中医药出版社，2007年6月第1版

56.《医宗金鉴·妇科心法要诀》，清·吴谦（著），中国医药科技出版社，2017年11月第1版

57.《黄帝内经·胎育智慧》，湖北长江出版集团，长江文艺出版社，2010年5月第1版

58.《医宗金鉴·幼科心法要诀发挥》，中国医药科技出版社，2013年7月第1版

后记
寻根溯源体验真知，普及技艺代代相传

在撰写《牛妈古法育儿启蒙》这本书的时候，其实我的内心既有信心，又有一些忐忑。

信心是来自我所整理的内容并非我个人的主观臆造，而是基于古人智慧的结晶，还有我所接触到的数万名妈妈的切身经历和真心体会。同时，我在这几年的中医实用技艺推广过程中，真实见证了古法育儿理念给家庭带来的切实益处和巨大改变。

忐忑的是，我并不是精通中医的大家，而是像大家一样，仅仅是一位因为希望让孩子们受益而努力学习的普通妈妈，只是有幸拜访了民间一些，包括小儿推拿、董氏特效穴、经络推拿、近视眼中医调理等真正德艺双馨的大家。我之所以能帮到众多家庭，要感恩传道授业的那些老师们。有了恩师们的传授，我才能够把散落在民间的技术得以分享。

从医学的角度来说，中医和西医都有可取之处，只是研究的角度、层面和思维方式不同，中医更关注无形系统，西医更关注有形系统。西方的理念和东方的文化就好比一阴一阳，在不同的层面有着不同的作用和影响，不可偏废；我相信，未来这两个部分会有更多可以相互借鉴、互相交融的地方。

但如果一味采取西化的养育方式和治病模式，对中国的孩子来说，还是会有一些水土不服的地方。看现今孩子体质虚弱，医院人满为患，过度医疗随处可见，无比叹息中医外治疗法的隐没及现代人对中医古法育儿理念的陌生。现在市面上的育儿书多数都是从西方医学和西方心理学的角度来阐述，缺乏以我们中华文化为根基的育儿书籍。发愿来写这本书，也是因为接触了太多的妈妈因为育儿理念的不当，对孩子爱之愈勤，害之愈急，亦不忍心看到老祖宗留下的众多宝藏就这样和大众隔绝。虽然古籍很多，但是散落四处，虽然也有很多中医启蒙佳作，但读者对象却以医师为主，琳琅满目，语言晦涩，大众难以切入。

《黄帝内经》讲"不知其要，流散无穷"。在学习、践行、传承、传播的这几年，我深深地体悟到：只有妈妈们、家长们能够理解中医背后的大道，并将之灵活运用于孩子的日常养护，孩子才能在正能量的环境里茁壮成长，真正少生病、不生病。所以每一次的小儿推拿服务中，我都会花费很多时间苦口婆心地和妈妈们分享中医古法育儿的理念。什么是气，什么是阴阳，为什么我们的喂养、行为、思想会影响到孩子的健康。也是基于此，开启了这本普通老百姓能够读懂的古法育儿启蒙书的整理和写作。希望通过书籍的形式，能够把老祖宗这些闪耀的智慧尽我所能更好地去传承和传播。

中医的体系完整，理论美妙，至简而精深，相对于普通家长来说，我仅仅是一个先行者、一个通道，希望通过对这上百本中医典籍的研读，以及自己的体悟来和大家探讨交流。我相信，每一个妈妈都可以从中受益，因为中医并不仅仅是治病的理论，更是贴近我们日常生活的思维方式，是生活的一部分，只是我们日用而不知。

学医不溯本源，多学而无益。中医深深扎根于我们的中国传统文化，所以这本书里面不仅有来自医学的典籍，还有一些传统文化经典的引用，比如《易经》《道德经》《论语》等。汉字是中华文明的缩影，从伏羲画卦、仓颉造字到楷书，汉字和中华文化一脉相承，更以《易》为基点，法于阴阳，和于术数，包含了阴阳之道、天人合一的世界观，和中医同根同源。所以，如果希望更好地理解中医，也可以从学习汉字入手，比如学习《说文解字》《字里藏医》《汉字沿革》等，了解和感悟汉字里面蕴含的中国文化道德精神，提升我们对于养育孩子的理念和思维的高度。

我相信，有智慧的家长们通过这些典籍，寻根溯源，便能更好地打开中医的宝藏之门。在广泛涉猎书籍的过程中，我们更要牢牢抓住中医典籍的根本——《黄帝内经》，其中的"上古天真论""四气调神大论""生气通天论"等提纲挈领地说明了养生的宗旨，值得我们用心感悟和学习。另外，推荐大家读一读蕴含古中医思想的一些后人著作，可以帮助我们更好地走进古中医的大门，比如说《四圣心源》《圆运动的古中医学》《大医至简》等。

实践出真知，体验是王道。面对浩瀚的理论体系，对于普通家长来说，可以找一个更直观、自己感兴趣的、容易掌握且能够帮助家人的载体，作为学习中医的切入点，比如推拿、艾灸、拔罐、刮痧等历史悠久的方法。这些方法从技术层面容易被家长快速掌握，且疗效独特、作用迅速，在实践中去不断摸索、学习、感悟和印证，逐渐就会对中医这个庞杂的体系有一种拨开迷雾见云日的感觉。

其实，不仅是这些外治疗法，古琴、书法、剑道、武术，甚至文史哲的学习，都是一种学习道、拓展中医思维的载体。

只要我们愿意学习，认真体悟，中医给我们的智慧会在今后的时光里不断照耀孩子和我们的身心。通过疾病，我们及时反省自己的错误，修正自己的内心，最大的受益者其实是我们自己。

在整理古法育儿书籍之前，我一直觉得古代的女人不像现在的我们这样，有更多的机会去学到更多东西。但是在翻阅诸多古籍的时候，我深刻地感受到，传统中医典籍当中，有如此多的智慧宝藏和结晶，包括如何备孕、胎教、生孩子、养孩子等方方面面的内容。以前的女人，能接触和学到的如何生养孩子的内容并不比现在少。

不仅如此，以前的家庭或多或少还会传承一些简单、实用、有效的技艺，比如对于小儿常见病，用哪些食疗、外敷、吸痧，拔罐，而现在很多经验都在渐渐失传。

我奶奶，以前的时候十里八乡都知道她，因为她特别擅长一门解决肘关节脱臼问题的绝技。我的奶奶并不是乡村医生，她就是从祖辈那里习得这门技术，而我的奶奶就是靠着这一点能够帮到十里八乡的孩子们。而这个在我们目前的中国特别缺乏。

所以，这几年来，我不仅在研习经典的中医理论，更是各地遍访明医，学习和传承老百姓能学得会用得上的小儿推拿、董氏特效穴等民间实用技艺。曾经跟一位教授学习头皮针，当老师得知我在推广儿推时，他感慨地说了一句：只有我们中国有小儿推拿！这句话我牢牢地记在了心里。让世界认识到我们中国有这么好的东西，是我们华夏民族的骄傲。但是，我们自己都没有看到用到的时候，是我们的辜负！

为了更好地去传承和推广，我们也陆续申请了妙合广成和妙手两所职业技能培训学校，希望能把小儿推拿等散落在民间的简单、易学、实用、有效的方法传播给大众，因为**这些方法只有在老百姓里推广应用，一代传一代，才不容易断绝**，同时让古法育儿理念也有了更好的传承载体。

最后，对所有主动分享自己经历的家长们（名单附后），道一声诚挚的感谢。正是由于大家真心、真实、真切的分享，我才得以把古法育儿的这些理念更好地呈现出来。祈愿古法育儿的智慧之光照遍千家万户，更多的家庭能够走进这个宝藏，寻根溯源，理解大道，身体力行体验真知，"手"护更多孩子的健康。

附：分享育儿经历的家长名单（按书中出现的名字先后顺序）

三宝妈刺猬　Jessie　琪琪妈妈　ML　小宝妈妈　LCL　YY　枫童童妈妈　艺颖　承宝爸爸　熊熊　我不是黄蓉　DL　AAM　SYD　园园姥姥　微子　Sharonwang　五月妈咪＠方小强　可可＆佑佑妈妈　奕宝妈妈　荷花妈妈　郎朗　橘子公主　Wei Wang苏墨妈妈　苏苏　刺猬妈妈　艳南飞　guang　vivian wang jy　小树精妈妈　小怪兽　颖子　小猫炒豆

说明：出版前，我们通过微信方式已和大多数家长取得联系和授权。由于时间关系，未能联系到您，由此给您带来不便表示深深的歉意。请您在看到本书时联系我们妙手莲华公司。